A Series of Reports on the Midwifery Development in China

中国助产发展系列报告

中国助产士职业发展规划研究报告

主　编　陆　虹

副主编　侯　睿

编　者　（按姓名汉语拼音排序）

侯　睿（北京大学护理学院）

江秀敏（福建省妇幼保健院）

李　洁（北京大学护理学院）

陆　虹（北京大学护理学院）

杨明晖（昆明医科大学第一附属医院）

姚家思（河北医科大学护理学院）

赵　阳（北京大学护理学院）

周　楠（北京大学护理学院）

朱　秀（北京大学护理学院）

北京大学医学出版社

ZHONGGUO ZHUCHANSHI ZHIYE FAZHAN GUIHUA YANJIU BAOGAO

图书在版编目（CIP）数据

中国助产士职业发展规划研究报告 / 陆虹主编 . —
北京：北京大学医学出版社，2018.6
（中国助产士发展系列报告）
ISBN 978-7-5659-1762-2

Ⅰ . ①中… Ⅱ . ①陆… Ⅲ . ①助产士—职业选择—研
究报告—中国 Ⅳ . ① R192.7

中国版本图书馆 CIP 数据核字 (2018) 第 035533 号

中国助产士职业发展规划研究报告

主　　编：陆　虹
出版发行：北京大学医学出版社
地　　址：（100191）北京市海淀区学院路 38 号　北京大学医学部院内
电　　话：发行部 010-82802230；图书邮购 010-82802495
网　　址：http：//www.pumpress.com.cn
E － mail：booksale@bjmu.edu.cn
印　　刷：北京瑞达方舟印务有限公司
经　　销：新华书店
责任编辑：王　楠　**责任校对**：金彤文　**责任印制**：李　啸
开　　本：787mm×1092mm　1/16　印张：8　字数：163 千字
版　　次：2018 年 6 月第 1 版　2018 年 6 月第 1 次印刷
书　　号：ISBN 978-7-5659-1762-2
定　　价：40.00 元
版权所有，违者必究
（凡属质量问题请与本社发行部联系退换）

序

  北京大学护理学院"助产与母婴健康"课题组致力于通过科学研究与探索，从助产政策、助产教育以及助产实践入手，全面推进中国助产发展，促进母婴健康。经过五年的不懈努力，《中国助产士职业发展规划研究报告》终于问世。本研究报告作为"中国助产发展系列报告"的第一部分，基于大量原创性研究，并结合创新性改革，在我国首次较全面地阐述了中国助产的发展方向与发展策略，特别是对助产士职业发展规划进行了深入且具有前瞻性的探索。本研究报告共分为五篇：中国助产政策的发展与演变、以核心胜任力为导向的助产专业建设、助产教育与认证、典型地区助产士职业现状与发展、助产职业规划研究成果及应用。

  本研究报告将助力"健康中国2030"，助力"全生命周期卫生健康"的大健康目标实现，它可以为助产领域的管理者提供政策建议，为助产教育者提供指导借鉴，为助产实践者提供发展方向，同时也为"全球助产2030"的发展添加"中国元素"。

  我代表北京大学护理学院"助产与母婴健康"课题组感谢原国家卫生与计划生育委员会的指导，感谢联合国人口基金、联合国儿童基金会、中国妇幼保健协会以及北京大学护理学院的支持，感谢参与研究以及报告撰写的各位同仁们。最后感谢与我一起成长、并肩前行的团队！

2017 年 12 月

前　言

　　妇女儿童健康状况反映了全民健康水平和生活质量。助产士是妇女围孕期和围产期的主要健康照顾者。总结全球数十年在降低孕产妇和新生儿患病率和死亡率方面的经验，已达成共识：由具备足够胜任力的助产士为每一名产妇及新生儿提供专业助产服务是最有效的干预措施。世界卫生组织（WHO）、国际助产联盟（ICM）发表联合声明，强调了助产士作为中坚力量在促进生殖健康、保证母婴安全方面发挥的重要作用。我国《医药卫生中长期人才发展规划（2011—2020 年）》和《2011—2020 年中国妇女儿童发展纲要》及其实施方案都强调了要强化助产教育，探索加强助产士队伍建设的有效途径，提升助产服务能力与水平。国际助产联盟和世界卫生组织建议的提供优质母婴服务的理论框架强调，助产政策、助产教育、专业协会是发展助产、促进母婴健康的三大支柱。

　　北京大学护理学院"助产与母婴健康"课题组长期以来一直关注助产职业发展，借鉴国际标准与发达国家的经验，以建立适合我国国情的助产行业发展规范、提高母婴护理服务质量、促进母婴健康为目标，从助产政策、助产教育、实践规范等方面进行了深入研究，系统构建了中国助产士核心胜任力分级指标体系，综合发展了我国助产高等教育培养目标和课程体系框架，深度剖析了中国近现代助产相关政策发展历程与关键节点演变，首次提出了助产相关法律的立法动议；同时注重研究成果的转化，形成了我国助产行业的实践规范。研究成果已在全国助产管理、教育、实践等方面得到广泛应用，在提升助产服务和教育质量、促进自然分娩、保障母婴健康方面有着显著效果，有力推动了我国助产行业的整体发展，对促进我国助产行业的规范化、标准化发展，促进母亲和新生儿健康具有广泛和深远的社会意义。

　　《中国助产士职业发展规划研究报告》是北京大学护理学院"助产与母婴健康"课题组"中国助产发展系列报告"的第一部分，系统总结了课题组近几年在助产士职业发展领域的研究，希望能够通过它推动我国助产专业的建设与发展，满足妇女、儿童的健康需求，共建健康中国。

2017 年 12 月

目 录

第一篇

中国助产政策的
发展与演变

第一章　中国近现代助产专业相关政策发展历程回顾

在过去的三十年间，中国的孕产妇和新生儿死亡率有了大幅度的下降。如孕产妇和新生儿死亡率分别从 2000 年的 53.0/100 000 和 22.8‰下降到 2009 年的 31.9/100 000 和 9.0‰，然而，农村孕产妇死亡率仍是城市的 1.3 倍，西部边远地区孕产妇死亡率是沿海地区的 2.5 倍，在一些贫困地区这个差距更大。虽然全国住院分娩率从 2000 年的 72.9% 上升到 2009 年的 96.3%，但是仍有 1/4 的孕产妇死亡发生在家里和送往医院的途中。造成这种情况的原因除了经济和地理因素外，主要是缺少足够能为孕产妇提供全程高质量服务的卫生人员，特别是助产士。

国际上已经有一系列循证的、成本效益好的干预措施以保证分娩安全和新生儿健康。措施的核心就是要有一支高质量的卫生人员队伍。助产士是这支队伍的重要部分，因为她们能从社区到医院为孕产妇和新生儿提供全程服务。但是在中国，助产士的数量、质量和分布都存在很多问题。因此，我国助产专业亟待发展，助产士职业路径需要得到合理规划，进而从根本上加强助产士队伍建设，促进我国妇幼卫生事业发展，保障母婴健康。

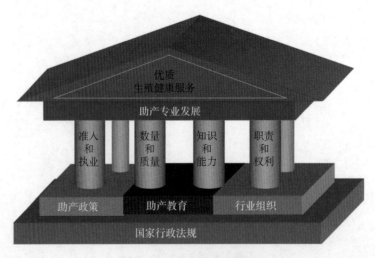

图 1-1　助产专业发展框架

国际助产联盟（International Confederation of Midwives, ICM）认为以 ICM 助产核心胜任力为基础的助产教育、助产协会、助产政策是提供优质的生殖健康服务、发展助产专业的三大支柱。助产政策作为助产专业发展的三大支柱之一，其发展转变与助产专业的发展息息相关，因此，北京大学护理学院"助产与母婴健康"课题组通过文献回顾以及知情人物访谈，回顾了助产专业政策在我国的发展历程，对我国助产相关政策进行梳理，将我国助产专业相关政策发展总结为四个时期。

一、起源时期（民国时期）

中国的现代助产专业起源于 20 世纪初。1908 年 7 月，中国第一位留美女医生金雅梅创办了北洋女医学堂，其设立的助产班标志着中国助产行业的开始。1928 年 7 月，《助产士条例》的公布标志着官方对新式助产者的定名，即"助产士"。

基于当时婴幼儿死亡率远远高于国际发达国家的情况以及当时普遍存在的"保种强国"思潮，在南京国民政府时期，对于助产士的立法经历了从《助产士条例》升级到《助产士法》的过程。南京国民政府卫生部于 1928 年公布了《助产士条例》，1943 年国民党政府出台了《助产士法》，1945 年公布了《助产士法试行细则》等，对助产士的准入条件与资格、注册与审批、执业的要求与管理等作了规定。以下列举了在南京国民政府期间发布的助产士相关政策（表 1-1）。

表 1-1　南京国民政府时期有关助产的行政法规 [1-4]

法规名称	公布时间	公布机关
《助产士条例》	1928 年 7 月 9 日	内政部
《助产学校立案规则》	1928 年 12 月	教育部
《修正助产学制及课程暂定标准》	1928 年 12 月	教育部
《助产士考试规则》	1929 年 3 月 13 日	卫生部
《特种考试助产士考试条例》	1931 年 4 月 3 日	卫生部
《助产士暂行条例》	1940 年 8 月 8 日	行政部
《助产士法》	1943 年 9 月 30 日	国民政府
《助产士法实施细则》	1945 年 7 月 21 日	卫生署、社会部

(一)《助产士条例》的出台及修正

1928 年 7 月 9 日，南京国民政府内政部公布《助产士条例》十四条，条例规定了颁发助产士执照的核准机关、助产士的任职资格、领取执照的程序、助产士在执业中应尽的责任和义务以及执业行为不当所受的惩罚。条例规定助产士开展业务需经内政部核准，发给助产士证书，未经审批者不得执行助产士业务；规定二十岁以上的民国女性，满足下列条件之一，可以申领助产士证书：①在内政部认可的本国助产学校、产科学校或产科讲习所学习两年以上毕业，取得证书者；②在外国助产学校学习两年以上毕业，取得证书者；③修学不满两年，在本条例施行前，已执行助产业务满三年以上者。同时规定曾犯堕胎罪者、五年内曾受徒刑执行者、禁治产者、心神丧志者不得授予助产士证书；条例还规定助产士如认为孕妇、产妇、褥妇或胎儿、新生儿有异常时，应告知其就医，不得擅自处理；并且不得对上述人群实施外科、产科手术，而消毒、灌肠、剪脐带不在此限。另外，条例还对证书领取、遗失补办等事项做了必要的规定。1928 年 12 月 20 日，卫生部重新公布《助产士条例》，除将主管部门由内政部改为卫生部外，其余不变。次年 5 月 6 日，卫生部再次修正《助产士条例》，并于 21 日公布修正后的《助产士条例》，这次修正仅变更一处，即在第二条"年满二十岁之中华民国女子，符合下列条件之一者，得申领助产士证书"项下，增列"助产士考试及格领有证书者"一项作为第四项，余则不变。

(二)《助产学校立案规则》及《修正助产学制及课程暂定标准》

20 世纪以前，在我国几乎没有助产教育，仅是在一些教会医院里，开始有助产士的训练工作。1928 年，杨崇瑞在中华医学会第七次大会上报告有关创办助产教育的论文，提出助产学为医学下的一门专业，阐述其必要性及产科教育计划，拟每省设立国立产科学校及附属医院以供实习。经多方面的努力呼吁社会有识之士的支持，1928 年，国民政府公布的《助产学校立案规则》和《修正助产学制及课程暂定标准》，规定了助产士学校成立的条件、申请成立所需要的资料以及助产学校的课程设置、人员配备、经费来源等 [1]。国民政府于 1929 年 1 月合组中央助产教育委员会，于 1929 年 11 月成立北平国立第一助产学校及附属产院，杨崇瑞被任命为校长。该校招收高中毕业生，学制 2 年，培养高水平的助产士。学校同时开办经 6 个月培训的助产士培训班、助产士实习班、护士助产特科等，分别进行不同层次的助产教育。

(三)《助产士考试规则》及《特种考试助产士考试条例》

1929 年 3 月 13 日，卫生部公布《助产士考试规则》八条，规定具备如下资格者可以参加考试：①曾在产科学校或讲习所，修业满一年得有证书者；②曾从医师或领有部颁证助产士修业满一年有证明书者；③曾执行助产业务满两年，有确实证明者；考试方式分为学理考试和实地考试，规则还对证书的颁发、领取做了必要规定。

同年 5 月 21 日，卫生部修正公布《助产士考试规则》八条，除将考试者资格限定为"二十岁以上之中华民国女子"外，别无变化。两年后卫生部重新核准颁布《特种考试助产士考试条例》五条，规定"凡助产士之考试，除法令别有规定外，依本条例之规定行之"，可知旧规则此时已被废弃；这次修改最显著的变化是删除了之前关于"中华民国二十岁以上女子得参加考试"的规定，另对考生参考资格、考试科目做出了新的规定，文字表达上也更为严谨周密。

(四)《助产士法》及《助产士法实施细则》

1943 年 9 月 30 日，南京国民政府觉得时机已经成熟，遂正式公布《助产士法》三十二条，作为管理和规范助产士活动的基本法律。助产士法由资格、开业、义务、惩处、公会、附则六章组成；资格一章中规定"经助产士考试及格得充助产士职务"，而对于符合一定条件者，也可通过"检核"程序取得助产士资格，这里所说的一定条件，除增加了"在外国政府领有助产证书经主管官署认可"一项外，其他条件大体等同于早年颁布的《助产士条例》；而禁止从事助产士业务的条件则改为：①背叛中华民国证据确实者；②曾犯堕胎罪者；③曾受本法所定除名处分者。另增加助产士公会一章，作为第五章，并规定助产士必须加入所在地公会，方可开业；新法在义务、惩处等的规定，也较之前的条例更加细致完备。1945 年 7 月 21 日，卫生署会同社会部公布《助产士法实施细则》，对领取助产士证书所应提交的材料、证照遗失补办及歇业后复业等事项做了相应的规定。1948 年 12 月 28 日，南京国民政府最后一次修正并公布《助产士法》，这次修正除减轻惩处一章的处罚力度外，其他维持旧法原貌。

在国民政府时期，助产士制度之所以能够快速发展，主要是由于：从背景上看，当时的国内背景是婴儿的死亡率非常高，在社会上产生了一种"富国保种"的思想；国际背景是发达国家已经完成了助产士和医生的地位之争，助产士已经医疗化。这些背景使当时国内的有识之士认识到助产士在降低婴儿死亡率方面的重要作用，从而推动政府不断出台相应的政策法规，促进助产士的发展。从推动力方面分析，当时的推动力除了社会媒体的宣传之外，杨崇瑞博士的呼吁与卫生部和教育部的支持，是非常重要的推动力，从而促进了助产政策的积极进展。从政策进程及内容上分析，国民政府时期的助产士政策经历了从《助产士条例》到《助产士法》的过程，从内容上规定了助产士准入、教育和发展等，为我国助产专业的发展奠定了一个良好的开端。虽然，这一时期我国的现代助产专业刚刚起步，但是助产教育是独立的教育模式，并且多以高等教育为主；助产行业规范完整清晰，对于助产士考试的要求、助产士证的获得、助产士身份的登记以及助产行为的法律法规都很明细完备。据 1946 年调查，当时共有助产学校 76 所，这些学校的创办对改善我国妇幼卫生状况起到积极作用。到 1949 年，全国已有助产士 139 000 名，但大多数都集中在大城市，广大农村依旧是"旧产婆"接生。虽然培养的助产士和登记注册的助产士人数不是很多，但也表明中国的助产行业有了一个良好的开端。

二、发展时期（1949—1979年）

从1949—1979年间，我国现代助产专业得到了国家和政府的重视，从人员数量和教育上都得到了极大的发展，在此时期我国政府发布的涉及助产专业的法律法规主要见下（表1-2）。

表1-2　1949—1979年间助产相关法律法规 [5-6]

法规名称	公布时间	公布机关
《关于废除国民党六法全书及确立解放区司法原则的指示》	1949年	中共中央
《医士、药剂士、助产士、护士、牙科技士暂行条例》	1952年	卫生部
《国家卫生技术人员名称和职务晋升暂行条例（草案）》	1956年	卫生部
《卫生技术人员职称晋升条例（试行）》	1979年	卫生部

1949年2月，中共中央发布了《关于废除国民党六法全书与确立解放区司法原则的指示》。民国时期的助产政策和高等助产教育也一并被废除，此期各个地方颁布了当地的助产管理和教育政策，以适应当时的情况。例如，1950年，天津市公共卫生局制定了《天津市人民政府公共卫生局助产士管理暂行办法》和《天津市人民政府公共卫生局训练姥姥办法》（天津市政）[7]。福建省人民政府卫生厅颁布《福建省护士助产士教育学制及课程试行办法》，规定助产学校2年毕业，入学程度为初中学校毕业或同等学历[8]。

中央原卫生部于1950年8月20日至23日召开全国第一次妇幼卫生座谈会，会议确定"推行新法接生，改造旧式接产"为妇幼卫生的中心任务，具体方法上采取团结改造旧产婆和大量培训新法接生员，迅速普及新法接生，减少产妇产褥热和新生儿破伤风的发病率及死亡率。1950年10月12日，原卫生部建立中央妇幼保健实验院，下设妇幼卫生人员训练所、实验托儿所、资料搜集统计室。我国中级妇幼保健人员是妇幼保健队伍的中坚力量，在建国初期作用尤为重要。中级人员主要靠卫生学校中设立助产士班和助产学校来培养。助产士的培养以20世纪50年代最多，之后逐渐下降。

　　此后，新中国开始建立健全新的司法体系，在医疗卫生方面，中共中央于 1951 年颁布了《医士、药剂士、助产士、护士、牙科技士暂行条例》，确定了助产士在接生之业务范围限于处理正常生产。如遇难产孕产妇，必须延医救治。但在不可能延医救治的情况下，得量力执行急救处置。助产士对孕产妇及新生儿有保健的责任，如认为孕产妇、胎儿或新生儿有异状时，应告知其家属延医诊治；且应等候医师来诊后，才能离去。该条例明确将助产士与护士、医师区分开来。护士被认定不得单独执行诊疗业务，而产科医师则是运用产科技术对异常产孕妇进行救治的身份。虽然因为各种原因，该条例没有被真正实行，但是就此条例可以看出，在建国初期，医师、助产士和护士三者的职责范围不相重复，分工明确，助产士具有独立助产资格。

　　从该条例还可以看出，这一时期的助产士属于医院内工作的医务人员，这与当时国家为了降低孕产妇及新生儿死亡率而提倡住院分娩有很大的关系。但是，一方面，这种院内医务人员的身份局限了助产的职责范围，即仅限于正常产妇的生产过程，而没有考虑到助产士的院外工作内容，即对于产妇的产前及产褥期的身体和心理护理还没有被纳入职责规程，这虽然也与此时的医学模式"以疾病为中心"，而不是"以患者为中心"的生物 - 医学模式有关，但是助产士身份的改变确是一个重要原因；另一方面，院内人员的身份造成了将分娩看做"医疗事件"而不是"生理事件"的问题，这个问题在之后的很长时间内都使得助产不得不依附于医学领域而妨碍了其本身的发展能力。

　　1960 年冬，中共中央对国民经济提出"调整、巩固、充实、提高"的八字方针，进行了整顿组织、精简机构、下放人员的调整。在调整中出现过多的撤并妇幼保健机构的现象，有鉴于此，原卫生部于 1962 年 6 月 7 日发出《关于加强孕产妇保护，积极开展新法接生工作的意见》，提出要积极整顿、恢复和建立健全基层接生机构，培训接生员等要求。从 1963 年开始，全国经济形势好转，2 月 1 日至 16 日，原卫生部在北京召开了全国妇幼卫生工作会议，会议确定：在今后一个时期内，城乡妇幼卫生工作均应以支援农业，加强农村妇幼卫生工作为重点，同时做好城市及工矿区的妇幼卫生工作；进一步防治危害妇女儿童健康的主要疾病；迅速普及新法接生，提高接生技术质量等。1965 年以后，妇幼保健机构和人员基本恢复，工作也逐渐恢复并有所改进。1965 年底，周恩来总理接见了第一届全国妇产科学术会议的全体代表，原国家副主席宋庆龄也发来贺信。周总理为代表们作了报告，指出：计划生育和妇幼卫生工作都要面向农村，面向多数；基层要培养会接生和能治妇女病的人员。原卫生部召开妇幼科、处长座谈会，并发出了座谈会纪要，提出"妇幼保健工作只能加强，不能削弱，要有专人负责这一工作"。

　　改革开放后，国家加大对医疗发展的投入，医生和护士的教育和政策改革得到了很大的重视。1979 年 2 月 23 日，原卫生部颁布《卫生技术人员职称及晋升条例(试行）》，卫生技术人员根据业务性质，分为四类，包括医疗防疫人员（含中医，西医，卫生防疫，寄生虫、地方病防治，工业卫生，妇幼保健等），药剂人员，护理人员和其他技术人员。其中医疗防疫人员的技术职称为：主任医师、副主任医师、主治（主管）医师、医师（住院医师）、医士（助产士）、卫生防疫员（妇幼保健员）。该条例将助产士与医士、护士划分为中级卫生人员，助产士和医士一同属于医疗防疫系统，而护士则单属护理人员系统。可以说，此时的助产士还是独立助产的身份，拥有医疗行为的权利，但是该条例对于助产士的晋升途径却缺乏明确的规定。

在助产教育方面，由于建国初期医务人员缺乏，国家为扩大医务人员数量，并且受到苏联模式的影响，将中专医学人员作为医学人才培养的主体。这在助产行业中表现为以中专助产院校取代高等助产教育的局面，这样做虽然为缓解基层卫生组织的用人压力提供了帮助，但是其导致了助产士与医师的职业地位不平等，人们将助产士看作次于产科医师的二等职业，这导致了助产士的自我认知不准确，助产行业的优秀人才萎缩，在一定程度上阻碍了助产专业的进一步发展。

分析当时的政策发展背景，会发现新中国成立初期对我国来说是百废待兴时期，在妇幼保健方面的举措主要是推行新法接生，改造旧式的接生，因此当时处于大力发展助产士和改造旧产婆的时期，对助产士的主要规定就是明确了助产士的职责，助产士队伍逐渐发展。而在推动力方面，主要有周恩来、宋庆龄等国家领导人的关注，促使我国妇幼保健事业得到极大发展，同时也带动了助产专业的发展。

三、角色定位不清时期(1979—2008年)

在此时期影响助产发展的行政法规主要如下（表 1-3 ）。

表 1-3　1979—2008 年间助产相关法律法规 [9-11]

法规名称	分布时间	公布机关
《卫生政治部关于对当前卫生技术人员晋升工作中几个具体问题的意见》	1979 年 8 月	卫生部
《妇幼卫生工作条例（试行草案）》	1980 年	卫生部
《医院工作人员职责》	1982 年	卫生部
《中华人民共和国护士管理办法》	1993 年	卫生部
《中华人民共和国执业医师法》	1998 年	主席令

（一）角色定位不清，主要隶属于医疗防疫人员时期(1979—1985年)

1979年2月23日，原卫生部颁布《卫生技术人员职称及晋升条例（试行）》，其中对于助产士的规定表明此时的助产士还是独立的身份，拥有医疗行为的权利。但是随后（1979年8月21日），在原卫生部发布的《卫生政治部关于对当前卫生技术人员晋升工作中几个具体问题的意见》中，针对助产士晋升什么职称问题进行了回答，《意见》指出，《卫生技术人员职称及晋升条例（试行）》把助产士归在"医疗防疫人员"后，有的同志提出，由于过去助产和护理工作分不开，助产士晋升妇产科医师多有困难，能否晋升护师职称？我们认为，可以根据本人实际情况，凡以助产或妇幼保健工作为主的可晋升医师，以从事护理工作为主的可晋升护师。晋升时一定要掌握标准，保证质量。这样，助产成为了医生和护士之间的分界角色，而不是一个独立的职业，其行业职责变得很尴尬，使得助产士不管是晋升医师还是护师都受到很大的阻碍，不利于助产士的个人发展，同时也限制了助产行业本身的发展。

而几乎与此同时，原卫生部又在1980年发布《妇幼卫生工作条例（试行草案）》，普及科学接生，提高产科质量。将妇幼保健人员分为高、中、初三级，高级人员包括主任医师、副主任医师、主管医师或主治医师、医师；中级人员包括妇幼保健医士、助产士；初级人员包括脱产和不脱产的妇幼保健员、保育员、女赤脚医生、助产员（接生员）等。助产士依然是独立的一个职业，属于中级妇幼保健人员行列。在该条例中明确提出了中级卫生学校要根据需要开办妇幼医士及助产士班。

由此可以看出，在这个时期，尽管助产士的角色处于不太明确的地位，却从政策层面将助产士隶属于医疗防疫人员，是可以沿着医生晋升系列继续发展下去的专业队伍。

（二）角色不清，开始倾向从属于护理时期(1985—2008年)

在1985年的医疗卫生单位向事业单位改革的进程中，助产士职责则更多地被归入了护士职责，享受护士工资待遇。1982年，《医院工作人员职责》将助产士职责规定为在护士长领导和医师指导下负责正常产妇接产工作，协助医师进行难产的接产工作，做好接产准备，注意产程进展和变化，孕产妇发生并发症或婴儿窒息时，应立即采取紧急措施，并报告医师；经常了解分娩前后的情况，严格执行技术操作常规，注意保护会阴及妇婴安全，严防差错事故；做好计划生育围产期保健和妇婴卫生的宣传教育工作，并进行技术指导；根据需要，负责孕期检查外出接产和产后随访工作。此职责明确具体地说明了助产士的工作范围，与1952年的规定相比，它已经突出了助产士在孕妇的整个孕期中的作用，而不仅仅局限于分娩期接产，这对于实现对孕产妇的人性化服务提供了很大的帮助。但是，助产士在工作中必须受护士长和医师支配，也就是说，助产士不再具有独立进行医疗行为的身份，而彻底地成为了医生的附属物。助产士失去了专业自主权，助产实践的理念也被医学和护理的专业理论所影响。

但是在 1993 年开始实施的《中华人民共和国护士管理办法》中也并没有对助产专业的归属问题进行规定。说明这个时期助产专业还没有完全并入到护理行业，而在护理和医疗的夹缝中生存，有成为独立专业的可能性，也有沿着医疗的晋升体制向下发展的可能。但是，1998 年 6 月 26 日第九届全国人民代表大会常务委员会第三次会议通过，1998 年 6 月 26 日中华人民共和国主席令第五号公布，自 1999 年 5 月 1 日起实施的《中华人民共和国执业医师法》明确规定了医师的考试和注册条件，必须由医学专业毕业，并且在医疗、预防、保健机构中试用期满达到一定年限。根据此法，助产专业毕业的人员不能成为医师，也不可能在医疗防疫系列进一步晋升，助产专业沿着医疗专业方向发展的途径自此被切断。

通过回顾发现，自 1979 年起，助产士在我国没有独立的专业职务和晋升系统，工作中虽有职责范围却失去自主权。助产士、医士和护士三者分工不明确，合作冲突和晋升障碍不仅妨碍了助产行业的发展，更导致了助产士的高离职率。

在这个阶段的背景情况是，国家对医疗卫生事业非常重视，对妇幼健康投入也非常大，不管是医疗专业还是护理专业都有了长足的发展，在政策的形成层面都有了很大进步，原本应该是助产、护理、医疗共同发展的时期，但是由于在助产专业方面缺乏强大的推动力，因此导致助产专业的萎缩和退化，丧失了与护理专业同步发展的机会。

四、从属护理时期（2008年至今）

在 2008 年颁布和施行的《护士管理条例》中提出：在中等职业学校、高等学校完成国务院教育主管部门和国务院卫生主管部门规定的普通全日制 3 年以上的护理、助产专业课程学习，包括在教学、综合医院完成 8 个月以上护理临床实习，并取得相应学历证书可以申请护士职业考试。这就意味着，助产专业不再是独立的专业，而成为了护理专业中的一部分。而在现代护理教育中，助产专业附属于护理专业，并且仍注重培养以中专、大专为主的助产人员，助产专业的学生毕业后为了能获得在医院工作的机会，必须要先通过护士执业资格考试，因此助产学专业的课程设置也必然会倾向于护理的内容，例如 2004 年，国家在护理高职高专教育中将助产专科的培养目标定为"掌握护理学及妇幼保健理论和助产技能，从事临床助产、母婴保健高等技术应用性人才"，在一定程度上就导致了助产专业教育的萎缩和助产士功能退化。

第二章 中国助产政策环境

随着社会各界对助产士重要性的宣传，尤其是联合国人口基金（United Nations Population Fund, UNFPA）和中国妇幼保健协会及北京大学护理学院"助产与母婴健康"课题组合作的第七周期国别项目，进行了大量的政策倡导活动，目前中国政府开始重视助产士的作用。为了应对由于新的生育政策调整而出现的挑战和困难，原国家卫生和计划生育委员会近些年发布了一系列文件，其中都有关于助产士的描述。例如，2016年发布了《关于加强生育全程基本医疗保健服务的若干意见》[国卫妇幼发（2016）53号]，其中特别提到：优化妇幼保健服务资源配置，省、地市和县各级要迅速摸清区域内现有产科服务资源底数，预估新增生育峰值，合理测算需求缺口。并提出规划，要求每千分娩量产科床位数17张，力争"十三五"时期增加产科医生和助产士14万名。但是，这些文件从行政法渊源的角度来看，还只是属于部门规章制度或规范性文件，尚没有关于助产士发展的法律及行政法规，为了进一步推动助产士的建设，还需要进行相应的工作来推动助产士相关法律或行政法规的建立。而建立助产士相关法律或行政法规，首先需要明确在中国现在的环境下，是由哪些行政部门启动，又需要哪些部门配合。因此，2016—2017年北京大学护理学院"助产与母婴健康"课题组通过回顾中国助产士相关法律政策文件以及相关机构的职能，包括一些主要利益相关者（政策制定者、助产教育者、助产行业实践者）的座谈，明确推动助产专业发展的主要利益相关部门，为开展助产专业化发展的政策倡导、政策对话提供建议。

一、中国妇幼卫生"一法两纲"框架

中国的妇幼卫生是在"一法两纲"的框架下推进的。"一法"是指《中华人民共和国母婴保健法》（以下简称《母婴保健法》）及其配套的《中华人民共和国母婴保健法实施办法》（国务院令第308号）（以下简称《母婴保健法实施办法》）；"两纲"分别为中华人民共和国国务院颁布的《中国妇女发展纲要》和《中国儿童发展纲要》。

《母婴保健法》于1994年10月27日第八届全国人民代表大会常务委员会第十

次会议通过，由 1994 年 10 月 27 日中华人民共和国国家主席令第 33 号公布，自 1995 年 6 月 1 日起施行。该法由最高权力机构所颁发，在母婴保健相关政策中具有最高的法律地位。

《母婴保健法》规定："医疗保健机构应当为公民提供婚前保健服务；医疗保健机构应当为育龄妇女和孕产妇提供孕产期保健服务；医师和助产人员应当严格遵守有关操作规程，提高助产技术和服务质量，预防和减少产伤。"《母婴保健法实施办法》中规定："助产人员的管理，按照国务院卫生行政部门的规定执行。从事母婴保健工作的执业医师应当依照母婴保健法的规定取得相应的资格。"由此可见，在该法律文本中，虽然没有出现"助产士"字样，但是出现了"助产人员"字样，并且指出"助产人员"的管理按照国务院卫生行政部门的规定执行，因此，这为今后出台相应的助产政策提供了法律依据。但是考虑到该法已经颁布了二十余年，随着国家生育政策的调整，母婴保健的内容和范围也有所变化，根据知情人访谈结果显示，原国家卫生和计划生育委员会（卫计委）正在筹划该法的修订工作，因此可以利用此契机，在该法中进一步确定助产士的地位。

从 1995 年始，中国政府先后制定发布了 3 个中国妇女发展纲要，通过制度建设和政策推动加速 20 世纪和 21 世纪中国性别平等与妇女发展进程，在中国妇女运动史上具有划时代意义。2011 年 7 月 30 日，国务院正式发布了《中国妇女发展纲要（2011—2020 年）》。新纲要在妇女与健康方面特别要求要保障妇女平等享有基本医疗卫生服务，生命质量和健康水平明显提高。同年，国务院颁布了《中国儿童发展纲要（2001—2010 年）》（以下简称"纲要"），从儿童健康、教育、法律保护和环境四个领域提出了儿童发展的主要目标和策略措施。该纲要由国务院及地方各级妇儿工委负责纲要实施的组织、协调、指导和督促。政府有关部门、相关机构和社会团体结合各自职责，承担落实纲要中相应目标任务。

二、中国现有助产政策法规与国际助产联盟全球政策标准的比较

助产政策是发展助产专业、提供优质生殖健康服务的三大支柱之一，具有非常重要的作用。国际助产联盟发布的助产政策全球标准指出"条例作为执业准入的一种手段，能够保护公众免受不适当的助产服务的伤害。通过提供一支称职和自主的助产士队伍来确保公共安全。"

根据国际助产联盟所提出的全球标准，助产相关的政策法规应涵盖以下几个方面，分别是：定义、实践范围、注册前教育、注册、继续教育、投诉和纪律、行为守则和道德规范。本部分将针对这些方面进行分析。

（一）助产士定义及实践范围

在中国，助产士并没有一个明确的定义。通过对政策文件的回顾可以发现，在已经颁布的政策文件中，几乎没有"助产士"的概念，"助产士"更多地出现在地方性法规或征求意见稿中。例如在《北京市助产技术管理办法》中指出：从事助产技术服务的卫生专业技术人员包括取得执业医师（执业助理医师）、注册护士（或助产士）资格的人员。而在《助产技术服务管理办法（征求意见稿）》中显示：本办法中所称的助产技术服务，是指协助、保护孕产妇完成分娩的医疗技术服务，包括正常分娩服务以及产程中、产后异常情况的处理；助产技术服务人员包括医师、助产士和家庭接生员；从事助产技术服务的助产士取得执业护士资格，经助产技术专业知识和技能培训并考核合格，取得助产技术服务（助产士）类《母婴保健技术考核合格证》。在《助产技术管理规范（修订稿）》提出申请从事助产技术服务的卫生技术人员应提交下列所有材料：①《母婴保健技术人员考核审批表》；②专业学历、技术职称证书及复印件；③《中华人民共和国执业医师证书》或《中华人民共和国助理执业医师证书》或《中华人民共和国护士执业证书》及复印件；④经由县级以上卫生行政部门组织的助产技术专业知识和技能培训并考核合格，取得从事助产技术的《母婴保健技术考核合格证书》。

由这些条文可以看出，在中国，助产士首先需要是一名护士，并接受《护士条例》的规范和指导。相应地，其注册、继续教育、投诉和纪律、行为守则和道德规范等均与护理人员一致，并没有体现专业特点。

在实践范围方面，1982年颁布、2012年原卫生部医管司修订的《医院工作人员职责》对助产士的工作职责有所规范，主要描述如下：在护士长的领导和医师的指导下进行工作；负责正常产妇接产工作，协助医师进行难产的接产工作，做好接产准备，注意产程进展和变化，遇产妇发生并发症或婴儿窒息时，应立即采取紧急措施，并报告医师；经常了解分娩前后的情况，严格执行技术操作常规，注意保护会阴及妇婴安全，严防差错事故；经常保持产房的整洁，定期进行消毒；为产妇做好计划生育围产期保健和妇婴卫生的宣传教育工作，并进行技术指导；负责管理产房和婴儿室的药品器材；可根据需要，负责孕期检查外出接产和产后随访工作；指导进修、实习人员的接产工作。对照1982年版本和2012年版本可以发现，在第二次修订的时候，助产士的职责范围并没有做任何修改，仍然延续的是1982年的规定，对助产士的工作主要限制在医师和护士长的领导下，缺乏国际上所推荐的助产士独立工作的自主权。

（二）注册前教育

在注册前教育方面，助产士目前在我国被列为护士行列进行管理。由于没有助产士独立的注册制度，所以助产专业的学生只能按照护理专业的要求进行学习和实践，以获得参加护士执业资格考试的机会，最后以护士身份进行实践。

从教育部的相关文件中也可以看出，目前中国在中等和高等职业教育中还保留助产专业教育。在国务院教育主管部门发布的中等职业学校、高等职业学校专业目录中均有助产专业，且均属于护理类别下，与"护理"并列，具有独立的专业名称。教育部于2012年对1998年印发的普通高等学校本科专业目录和1999年印发的专业设置规定进行了修订，形成了《普通高等学校本科专业目录（2012年）》（以下简称"新目录"）和《普通高等学校本科专业设置管理规定》（以下简称"新规定"），在新目录中，并没有助产学类的专业。国内部分医学院校在护理专业下开设"助产方向"，培养助产本科人才，但由于目前在《专业目录》中尚无助产专业的独立设置，因此在助产本科人才的培养过程中，缺乏规范化的培养目标、培养方案和实施方法。

（三）与助产专业发展相关的其他政策法规

由于中国没有助产士独立政策法规，因此助产士的注册、继续教育、投诉和纪律、行为守则和道德规范等均是按照护士的相关规定进行的，因此在本部分中将不做详细的阐述，而将针对在中国对助产专业发展影响较大的职业晋升和人力资源分配等方面的政策法规进行详细阐述。

1. 职业晋升

由于历史原因，助产士经历了独立发展、角色模糊、从属于护理等多个过程。主要影响到助产士职业晋升的文件是《卫生技术人员职称及晋升条例（试行）》。在该条例中，将卫生技术人员分为四大类，分别是：①医疗、预防、保健人员；②中药、西药人员；③护理人员；④其他卫生技术人员。简称为"医、药、护、技"，而助产士属于医疗、预防、保健人员中的初级职称。该条例于1979年颁布，1998年被废除。在该条例中，助产士在医生系列中晋升，需要满足医生晋升的相关条件。然而，中央职称改革工作领导小组于1986年3月15日实施《卫生技术人员职务试行条例》，该条例至今仍在生效。该条例中不再出现"助产士"字样，也并没有说明助产士应该属于"医、药、护、技"中的哪个系列。1998年，《中华人民共和国医师法》出台，该法由中华人民共和国第九届全国人民代表大会常务委员会第三次会议于1998年6月26日修订通过，自1999年5月1日起施行。该法中明确规定要成为医师或助理医师需要具有医学专业学历。而 1999 年原卫生部人事部制定了《临床医学中高级专业技术资格评审条件》（以下简称《条件》），《条件》中也明确评聘临床医学中高级职称者需要满足"医学专业毕业"这一基本条件。2000 年，原卫生部、中组部、人事部联合印发了《关于深化卫生事业单位人事制度改革的实施意见》，明确提出"要以深化职称改革、推行执业资格制度为切入点，实行行业准入制度，逐步建立与完善卫生专业技术人才管理机制。"此后，原卫生部与人事部联合印发了《关于加强卫生专业技术职务评聘工作的通知》《临床医学专业技术资格考试暂行规定》《预防医学、全科医学、药学、护理、其他卫生技术等专业技术资格考试暂行规定》《临床医学、预防医学、全科医学、药学、护理、其他卫生技术等专业技术资格考试实施办法》等文件，根据这些文件的精神指导，以上相关专业均开始了注册资格考试，但是在这些文件中均没有与助产相关的内容，助产专业毕业的学生只有参加护士注册资格考试，才能获得在医疗机构进行实践的资格。

2. 编制及人力资源分配

编制是指组织机构的设置及其人员数量的定额和职务的分配，由财政拨款的编制数额由各级机构编制部门制定，财政部门据此拨款。因此，在中国，编制是指导医院进行人力资源配置的重要参考依据。原卫生部于 1986 年出台了《各级妇幼保健机构编制标准（试行）》，提出保健人员配备要求：省（自治区、直辖市）级 121~160 人，市（地）级 61~90 人，县（区）级 41~70 人。临床人员按设立床位数，以 1:1.7 安排编制。在 2006 年《妇幼保健机构管理办法》和 2009 年《关于加强卫生人才队伍建设的意见》中分别重申了这一标准，该标准对现在医院的人力资源配置依然有效。在 2016 年原卫生计生委妇幼服务司出台的《二级妇幼保健院评审标准》和《三级妇幼保健院评审标准》及《三级妇幼保健院评审标准实施细则（2016 年版）》《二级妇幼保健院评审标准实施细则（2016 年版）》中，要求"每 2 张待产床应配 1 名助产士，每张产床应配备 3 名助产士。"原卫生部在 1978 年发布了《综合医院组织编制原则（试行草案）》，在该草案中，助产士数量按照"助产士与妇产科病床之比为 1:8~1:10"配置。1997 年颁布的《综合医院评审标准》对助产士人力资源的配备要求也是按照同样的比例进行。而在 2011 年版的《三级综合医院评审标准》及 2012 年出台的《三级综合医院评审标准实施细则》仅规定了护士床位比、ICU 床护比及手术室手术间与护理人员的配备比例，"病房护理人员总数与实际床位比≥1:0.4，ICU 床护比≥1:2.5，手术室手术间与护理人员比≥1:3"；《二级综合医院评审标准（2012 年版）实施细则》中也包含了 ICU 床护比、手术室床护比，此外还增加了"母婴同室、新生儿护士与床位数比不低于 1:0.6"，但是均对助产士的配比标准没有明确要求。因此综合医院在计算助产士编制的时候依然是按照 1978 年发布的《综合医院组织编制原则（试行草案）》中的规定进行的。

三、与助产政策制定相关的人员及机构

通过查阅各政府网站中的信息可以获知，医疗卫生领域政策制定相关的机构和人员分别有：全国人民代表、政协委员、国务院妇女儿童工作委员会、国务院法制办公室、原国家卫生和计划生育委员会（妇幼健康服务司、法制司、人事司、医政医管局、科技教育司）、人力资源和社会保障部（政策研究司、法规司、职业能力建设司、专业技术人员管理司、事业单位人事管理司）以及教育部（职成司、高教司、研究生/学位办）。

通过对相关政策法规的回顾及各机构之间的主要工作职责的回顾与分析，得出以下建议：

第一，在进行国家立法、制定国家助产政策的倡导方面，首先要明确助产士的定义和职业范畴。根据现有的政策法规可以看出，助产士目前在国内尚属于不太明确的地位，在某些政策文件中有"助产士"，而在一些政策中却没有。在目前状况下，助产士在很多地方都遵循了《护士条例》的规范，只有明确助产士的定义和执业范围，才能够出台一系列相关的政策文件和规范，才能更为充分地发挥助产士的作用。《母婴保健法》和《母婴保健法实施办法》作为中国妇幼卫生领域最高法，对助产发展起到关键作用，能否利用这两个法律文件中的相关条文，在出台新的或修订政策法规时关注助产士，对今后发展助产有非常重要的意义。

第二，在发展助产专业过程中，需要原国家卫计委发挥重要作用，而国务院法制办是否能将助产士立法列入到年度工作计划中，也可能是立法过程中的重要节点。原国家卫计委妇幼健康服务司对助产士立法的态度，将会影响到其他相关部门的工作。影响助产专业发展的晋升制度主要由人力资源和社会保障部出台，但相关文件的起草还需要协同原国家卫计委的意见。通过知情人访谈结果可以看出，在现有条件下，修订单独针对助产士的晋升政策，尚需要有上位法的支持。而助产人力资源的编制虽受到原国家卫计委妇幼健康服务司和医政司两个部门出台的政策所规范，但是由于该政策文件属于部门规范，因此可以作为一个独立的部分进行突破。近三十年来，妇幼保健服务范围不断拓宽、服务项目不断增加、工作要求不断提升，但是人员配备却基本没有变化，缺乏科学性的妇幼保健人力资源配备标准。

第三，教育部在助产教育方面发挥重要作用，其中高教司起到主导作用。《专业目录》是指导教育机构开展相关教育的主要依据，因此《专业目录》的修订和调整将是关键环节，而该环节可以从政协委员提案、进行相关的研究和调研等渠道对高教司进行影响。根据教育部制定和发布的《普通高等学校本科专业设置管理规定》显示，《专业目录》规定专业划分、名称及所属门类，是设置和调整专业、实施人才培养、安排招生、授予学位、指导就业，进行教育统计和人才需求预测等工作的重要

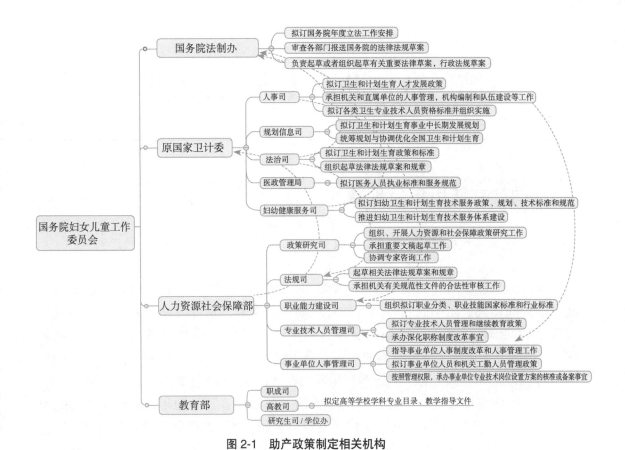

图 2-1　助产政策制定相关机构

依据。而《专业目录》包含基本专业和特设专业，基本专业一般是指学科基础比较成熟、社会需求相对稳定、布点数量相对较多、继承性较好的专业，特设专业是满足经济社会发展特殊需求所设置的专业；《专业目录》十年修订一次；基本专业五年调整一次，特设专业每年动态调整。因此在近些年也许可以通过对《专业目录》的突破，开启发展助产专业教育的进程。

　　总之，通过相关政策的文献回顾和对相关部门职责的分析，首先明确助产士的概念是进行助产政策制定的关键点，能否把握目前的政策窗口，对今后助产专业的发展起到决定性作用。另外，在教育、晋升、分配等方面的政策改变，也都可以进行相应的推进。

第三章 助产专业法制建设

一、助产立法历史与现状

（一）国内助产立法历史与现状

我国助产行业的发展起始于 20 世纪初，1929 年杨崇瑞在北平创办了国立第一助产学校和产院，是中国当时助产教育最高级的学府。从此时期开始，南京国民政府成立后共颁布 8 部助产士相关法令，对助产士教育、职业资格、助产士职业实践、义务等方面进行了清晰明确的规定。我国助产早在 20 世纪即有行业法律。其中，1928 年内政部颁布的《助产士条例》明确了助产士与产科医生的职业分工，并且规定了助产士的职业准入资格、程序及助产士的义务与监管等。同年，在杨崇瑞等的积极推动下，教育部颁布了《助产学校立案规则》和《修正助产学制及课程暂定标准》，对助产士学校的成立、助产专业课程的设置及人员要求等各方面内容进行了具体的规定。1929 年，卫生部以修订后《助产士考试规则》补充了助产士条例在执业准入上的空白。1930 年，政府颁布《助产士管理法》下令取缔产婆，并呼吁建立助产士注册登记系统。1943 年，国民政府颁布《助产士法》作为管理和规范助产士活动的基本法律。1945 年，卫生署会同社会部公布《助产士法实施细则》。1948 年，国民政府再次修订《助产士法》。至此，国民政府时期在助产专业领域建立了较为完善的法律体系，对助产士的教育培养、职业准入、执业范围、权利和义务、助产士的监管等各方面进行了清晰的规定。

1949 年 2 月，中共中央颁布《关于废除国民党六法全书及确立解放区司法原则的指示》，民国时期的助产政策和高等助产教育也一并被废除，新中国开始建立健全新的司法体系。1951 年，《医士、药剂士、助产士、护士、牙科技士暂行条例》确定了助产士的执业范围，并且清晰界定了助产士与护士、医师三者的职责范围，使其各司其职，不相重复，且助产士具有独立助产资格，助产士执业范围更加明晰。

20 世纪 50 年代末开始，助产士行业开始进入困境，并逐渐并入护理行业。1958—1977 年间，助产教育事业长期中断，助产政策制定也停滞不前。1979 年，原卫生部颁布《卫生技术人员职称及晋升条例（试行）》，将助产士归为医疗防疫人员，此时助产士的职责依然明确，且有独立医疗行为权。改革开放后，国家医疗卫生体制改革使医疗机构从分工协作走向全面竞争，产科服务政策也朝向医生和技术为主。国家对医生和护士的培养教育远超过助产士，各项政策界定不明使助产士角色定位不清，缺乏独立的职业等级晋升制度，在医院内工作内容受到诸多限制，助产专业逐渐归于护理群体，我国逐渐形成"以产科医生为主"的产科服务模式。

1994 年 10 月 27 日，第八届全国人民代表大会常务委员会第十次会议正式通过颁行《母婴保健法》，这是新中国成立以来对妇女儿童权益保护的最重要立法，对我国母婴保健工作进行了明确的规定，但是其中并未区分产科医生、助产士和护士三者的职责。其后相继颁布了《中华人民共和国母婴保健法实施办法》《婚前保健工作规范》《产前诊断技术管理办法》《孕前保健服务工作规范（试行）》（2007 年）《孕产期保健工作管理办法》（2011 年）等相关法规，但均未对助产士的准入标准、执业范围和权利义务进行明确规定。2011 年，国务院印发的《中国妇女发展纲要（2011—2020 年）》《中国儿童发展纲要（2011—2020 年）》中涉及了提高住院分娩率、孕产妇系统管理率、加强危重症救治、落实农村入院分娩补助、控制剖宫产率等内容，对助产水平提出了挑战。2013 年，党的十八届三中全会决定，启动实施一方是独生子女的夫妇可生育两个孩子的政策，发布《中共中央国务院关于调整完善生育政策的意见》《全国人民代表大会常务委员会关于调整完善生育政策的决议》。为贯彻上述法律法规，原国家卫计委颁发了相应的规范文件，其中 2014 年颁发的《国家卫生计生委关于做好新形势下妇幼健康服务工作的指导意见》中提出，医务人员特别是助产技术服务人员明显缺乏。2015 年 10 月 29 日，党的十八届五中全会允许"全面二孩"政策，提出全面实施一对夫妇可生育两个孩子政策。这是继 2013 年十八届三中全会决定启动实施"单独二孩"政策之后的又一次人口政策调整，预示着对于助产专业人员的技术、数量、服务范围上的更高要求。因此，亟待有相关的法律法规对助产人员的准入、考核、管理进行明确规定，推动助产行业发展。

（二）国外助产立法历史及现状

当前很多发达国家在助产领域已经建立起了较为完善的法律体系，对助产士的角色、教育与考核、资格准入、职责范围、权利与义务等方面进行了较为明确的界定。《世界助产状况报告 2014》建议各国应当建设助产士资格认证、教育监管制度；确定助产士行业准入标准，教育标准和实践能力标准；制定执业实践范围；维护道德标准和行为准则；管理部门加强执业。该报告由联合国人口基金（United Nations Population Fund，UNFPA）、国际助产联盟（International Confederation of Midwives，ICM）、世界卫生组织（World Health Organization，WHO）联合发布，并由北京大学护理学院"助产与母婴健康"课题组翻译成中文版。报告显示，在 73 个发展中国家中有近一半（35 个）已有助产士的独立法律。世界卫生组织指出，助产士相关法律

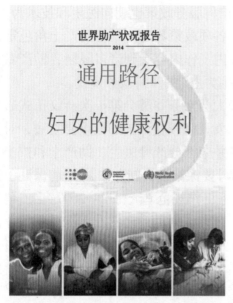

图 3-1 《世界助产状况报告 2014（中文版）》

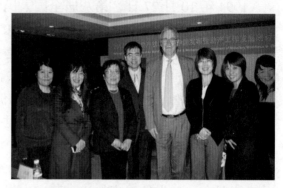

图 3-2 《世界助产状况报告 2014（中文版）》新闻发布会

应当包含：助产士的定义；接受助产教育的准入标准；初始教育持续时间；教育标准；注册要求；助产士的分类、级别；继续教育、专业化；角色定位；监管机构的定义和范围；续展注册标准；行为准则；实践标准共 12 部分。同时，国际助产联盟也指出助产立法的作用应体现在：规定执业范围；再注册教育；注册；续展注册和能力保持；惩处和纪律；伦理和组织法则 6 个方面。下面以典型国家助产行业发展和立法为例，介绍国际助产立法历史及现状。

1. 美国

美国主要为产科医生主导的产科模式，与国内现状有相似之处。助产士分类多，规范培训开展早，管理进程不一，但有统一的考核制度。法律规范以协会与地方性法规的结合为主。在助产法律发展和完善方面，行业组织也起到了不可忽视的作用。

目前美国助产士分为三类：第一类为注册护士助产士（certified nurse-midwives，CNM），作为专科护士的一种，也是最先出现的一种助产士，需要先具备相应的护理基础；第二类注册助产士（certified midwife，CM）和第三类注册专业助产士（certified professional midwife，CPM）则没有护理相关基础。在美国，注册护士助产士的认可度最为广泛，而其他两类的助产士相关管理仍在逐步完善。美国最早出现的助产士是护士的一种。1925 年曼哈顿助产学校开展了第一个培训注册护士助产学内容的项目，从此开始出现注册护士助产士。在 20 世纪 60 年代，注册护士助产士的数量仍然较少，并且在以产科医师为主导的产科模式下实践机会减少，大多数的临床实践者难以在国内就业。1971 年，美国助产护士协会、美国妇产科医师学会和美国妇产科医师学会护士委员会共同发布一份关于孕产妇保健的联合声明，助产士首次通过美国妇产科医师学会的官方认证，并且助产护士学会建立了国家性资格认证考试。行至今日，美国助产认证委员会（American Midwifery Certification Board，AMCB）承担注册护士助产士和注册助产士首次进入临床实践和换发新证的资格认证。执照的获取和管理由各州相关机构和美国助产认证委员会协同完成。注册专业助产士只有通过北美助产士登记处的渠道才可以获得助产执照。

到 20 世纪 70 年代末，美国将 21 项基础助产士教育项目作为基础项目，将助产士实践合法化。在该时期，注册护士助产士必须与医师合作，在紧急情况下，注册护士助产士没有法律权限进行更多的干预，难以提供并发症的治疗及照护。到 20 世纪 80 年代，注册护士助产士的数量逐渐增加，大多数在医院为产妇提供助产服务。1991 年，美国颁布第一部助产学会助产护士伦理法典。2002 年，《产科医师和注册助产士实践范围的联合声明》颁布，这意味着医师和助产士享有平等的地位。当前美国 50 个州对注册护士助产士都有法律化的管理；28 个州对注册专业助产士有法律化管理，其中 13 个州将进行注册专业助产士的立法，4 个州正在策划立法，5 个州正做出争取；只有 3 个州对注册助产士有法律化管理。即注册助产士和注册专业助产士仅在一部分地区得到法律上的认可。造成这一点的主要原因是早期法律或市场竞争使得医生和助产士之间存在冲突。

近年来，维护妇女权利的组织对促进助产专业的发展也起到了重要的作用。一些组织和利益相关者主动向立法者、决策者、媒体、私人保险公司、政府保险机构提出诉求，以获得高价值、高质量、低成本的助产服务。利益相关者如公民、助产行业支持者、其他卫生行业专家等正致力于美国各州助产人员输入的工作，在美国产科照护模式基础下，规范助产士的执照颁发、行业合作等工作。

2. 英国

英国于 1902 年颁布第一部《助产士法》，法规批准了英格兰与威尔士助产士中央委员会（the Central Midwives' Board for England and Wales）的建立，规定了英格兰与威尔士助产士中央委员会的组成和权力框架。这部法规先后经历了 5 次修订，最终形成了 1951 年版《助产士法》。1979 年，随着《护士、助产士及健康访视者法》的颁发，从法律角度整体规范了英国的护士、助产士和健康访视者的工作及注册方式。这是助产士第一次与其他职业合并管理。其后，助产士皇家学院与助产士激进协会发表声明并建立了一个隶属于护士群体的独立的助产士分会。1989 年，卫生部门对 1979 年的法规进行了修订，地区卫生局负责护理与助产的教育经费管理，国家委员会承担课程认证工作。

20 世纪 90 年代，英国护理与制药行业出现的丑闻推动了对卫生行业管理的加强。1997 年，英国的四个卫生部门进一步回顾了护理和助产行业的立法过程，并提出对管理部门进行整改。1999 年 2 月，政府响应了"多样化卫生行业管理"的需求，按照《医疗改革法案》，提出了修正案，打算废除 1997 版《护士、助产士及健康访视者法》，降低法律的层级。

1999 年，《卫生法》第 92 章第 9 节提出了建立护士与助产士协会（Nursing and Midwifery Council，NMC）的制度。政府起草了新的法规，建立了护士与助产士协会，并对护士与助产士协会的权限进行相应控制，防止主要成员的个人想法带来行业偏倚。与此同时，国家卫生部又提出，应当建立英国卫生监管部门来承担协调和解决卫生行业的投诉问题。监管部门直接隶属于议会，对所有卫生行业进行管辖。随着护士与助产士协会建立，2002 年 4 月 1 日，《护理与助产管理制度》正式具备法律效应。此制度明确提出助产士的注册人群、教育与培训、执业范围等。其后，《信赖，保障与安全——21 世纪健康专业规范》《卫生与社会保健法》等相继颁布，逐渐完善了行业法律，并提出了设立医疗质量委员会议案。2008 年，《护理与助产管理制度》再次修订，更新了护士与助产士协会的规模和成员构成，并于 2009 年 1 月正式生效。最终，护士与助产士协会的核心职能包括：注册和准入、界定教育和实践标准、规范实践、调整操作的适应性。护士与助产士协会实践委员会针对以上职能通过立法方式颁布了一些条例与准则，而助产士的审查、监督、投诉由助产士的当地监督部门负责。

3. 澳大利亚

在传统模式下，澳大利亚的助产士规范是由市场决定的。19 世纪后期，对于助产士教育和管理规范化的呼声越来越高。与英国不同的是，澳大利亚的助产士与护士发展是同步进行的。澳大利亚虽然吸纳了英国护士与助产士培训的系统，但缺乏强有力的独立助产专业的举措，这致使助产专业更类似于护理专业的一个分支，但有法律明确规定了助产士的执业范围。1901 年，澳大利亚塔斯马尼亚岛出台了第一部规范的助产士法案，此举为其余各州规范助产士工作提供了模板。1926 年，澳大利亚所有州（除了一些边疆地区）都出台了助产士注册的相应方案。这些州自行出台的法案有效力持续了近 60 年，且自 1992 年开始出现逐渐成熟的框架结构。2000 年，除了昆士兰州、维多利亚州、塔斯马尼亚州发展了助产伦理准则，其他 4 个州（区）均应用护士伦理守则。助产执业者必须是临床医学实践者、护士、助产士等，否则是违法的。2010 年 7 月澳大利亚政府发布声明，由澳大利亚护士和助产士中央委员会管理助产士的教育、注册、准入及相关政策制定等事宜。澳大利亚每个州和地区都设立了护理 - 助产委员会并且有自己的助产士法。总体来说，澳大利亚助产学的规范化是随着护理与医药行业发展而发展的。

4. 瑞典

瑞典助产士的作用在早期即引起了重视。瑞典女王在 1685 年设立助产士学校，1697 年瑞典即出现助产教科书。随着对出生、死亡人数的全国性死因统计，数据显示增加助产士数量可有效降低产妇死亡率。在数据的基础上，瑞典不断完善法律、法规，推进助产行业发展，最终形成高水平的助产团队。瑞典一直倡导减少干预措施的自然分娩，为母亲、婴儿带来健康、愉快的体验，因此法律在早期即得到重视并完备。因此，瑞典的助产士在权责范围的方面涉及的内容较为广泛，囊括了女性整个生命历程中的生殖保健内容。瑞典的助产士水平在某些方面代表了世界顶尖水准。

1711 年，在瑞典首都斯德哥尔摩发布了助产士行为准则及道德规范。1751 年，有研究对出生人数、死亡人数及死因进行了全国性统计，结果发现，孕产妇死亡率与接受过专业训练助产士数量成反比，之后助产士的教育及管理逐渐得到发展和完善。自 1829 年起，瑞典出台法规规定了助产士的执业范围，并在其后逐渐完善了助产士人才招聘、教育培养、法律法规、薪酬和安全等方面的建设。1987 年，"安全母亲"行动倡议的提出和 1997 年斯里兰卡案例都显示了对专业助产士的需求。据统计数据显示，1850—1890 年，瑞典的产妇死亡率随着专业助产士数量的增加而稳步降低，因此瑞典非常重视助产士的全面培养。自 1829 年起，受过专业训练的助产士即可使用产科器具。现在，法律规定了助产士的工作范围包括：妇科护理、性教育、更年期咨询、性咨询、避孕咨询、孕前咨询、性病预防、宫颈涂片检查等。在瑞典，85% 的避孕药处方和性咨询服务由助产士提供。终止妊娠的实施者正由内科医生、产科医生转变为助产士。

1970 年欧洲共同体成立，需要统一的职业法规，护理和助产是第一批列入国家立法的职业。包括瑞典在内的欧盟国家助产立法内容一般包括准入要求、初始教育、培养标准、执照获得资格、助产定义、助产的分类、再教育专业化、助产士角色、监管部门的定义和范围、执照维持审核、行为准则、实践标准等。

二、我国助产法制进程的推进

（一）发起助产立法动议

我国助产专业的法制化建设亟待发展，助产相关法律法规需要进一步完善，在前期文献回顾的基础上，北京大学护理学院"助产与母婴健康"课题组设计出助产立法意见征询问卷，内容包括对助产法律的需求程度、期望的法律内容等方面，于

2015 年 5 月至 6 月面向全国范围内的助产及相关人员进行了广泛的问卷调查。共回收问卷 5412 份，分布地区涵盖了我国 31 个省市自治区（未含西藏、香港和台湾地区）。调查对象来源于卫生管理部门、临床医院、高等院校等不同领域，职业分布包括卫生部门管理人员、助产士管理者、助产士教育者、临床助产士和产科医生等。

调查对象中超过 95% 的人员认为需要进行助产士独立的资格认证考试；建立助产士注册系统；对助产士的执业范围进行明确的规定；并且建立助产士独立的职称评价体系。超过 70% 的人员认为《护士条例》不适用于助产士，并且现存法律、规章对助产士的责任义务界定不明晰。近 90% 的人员认为现存法律、规章对助产士各项权益的保障和监管体系并不完善。近 95% 的人员认为有必要对助产士进行专门的立法，对立法主要内容绝大部分人认为需要在助产士权利、执业范围、责任与义务等方面进行规范；超过半数的人认为还需对助产士注册、准入标准、监管、继续教育等方面进行明确的界定（图 3-3）。

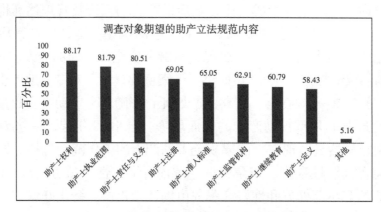

图 3-3　调查对象期望的助产立法规范内容

此外，课题组还对有教学和管理经验的助产士教育者、管理者及资深临床助产士进行了深入的访谈。并于 2015 年组织"助产法律立法动议研究专家研讨会"，邀请原国家卫计委相关部门领导、国家医学考试中心相关部门领导、中国妇幼保健协会、产科医生以及国内助产管理、实践及教育专家参加。各专家和领导一致认为，基于当前助产行业的发展，有效促进其法制化进程，应关注以下几点：

第一，助产立法应定位于促进助产事业发展。当前国情下，立法的定位非常重要，在立法动议中根本出发点应当立足于促进助产事业和公共卫生事业发展的角度，而不局限于为助产士维权的角度，这样更容易推动政府部门对助产的立法。而推动助产行业发展非常重要的一方面就是人力资源——助产士的发展，因此立法最终结果体现为为助产行业的主体人员即助产士立法还是其他的形式则属于政策决策问题。

第二，立法层级的选择非常关键。若当前一步到位建立助产士法律会面临较大的困难，而地方性立法或者出台政府部门规章相对容易，因此可以选择循序渐进的策略，从部门规章、地方性法规和规章开始，逐步推广到全国。选择试点地区，通过政府部门、两会代表等推动地区政府部门出台相应规章制度，在各地逐步建立助产士相关规章制度的基础上进行全国范围的推进，但同时还应当考虑日后将各地规章制度进行全国性统一面临的问题。

第三，做好相关行业群体的协调非常重要。助产士需要与医生、产科护士在工作上密切配合，因此做好助产士群体与其他行业群体的协调非常重要。当前需要规范助产士的教育、培训，明确其执业范围的界定等，但是助产士群体的发展必将与医生和产科护士互相影响，要注意协调好三者之间的关系。目前助产士完全从护理队伍中独立出来存在一定的困难，可以考虑作为专科护士，在《护士条例》的基础和带领下推动助产士的发展。

第四，建设助产士行业协会，争取更多社会支持。行业协会在政策制定中可以起到良好的配合、引导作用。助产士已经建立了一个专业协会，要进一步扩大影响力，充分发挥协会力量，在推动政策制定过程中听取多方建议，争取更多的社会支持。助产法律立法动议研究报告已提请政策制定者、法律专家、助产专家审定，并由两会代表以提案的形式递交相关部门。

（二）政策分析与建议

《母婴保健法》是我国第一部保护妇女儿童健康、提高人口出生素质的法律。它的颁布实施为妇女儿童的身体健康提供了法律保障，有利于提高人口素质，加强妇幼卫生工作，也顺应了国际社会关注妇女儿童健康的大潮流，自施行以来，对依法保障妇女儿童健康发挥了重大作用。《母婴保健法》是政府职能发挥的基础，其相关法律制度的完善也是确保助产专业科学、有序地发展以及卫生部门有能力应对当前和未来母婴健康挑战的关键。但是，我国现行的《母婴保健法》是在 20 世纪形成的，虽然经过两次修订，但是，随着时间的推移，社会经济的发展以及观念的转变，该法在实施过程中的问题也开始凸显，北京大学护理学院"助产与母婴健康"课题组根据前期的文献回顾分析以及知情人访谈，对《母婴保健法》的修订提出以下建议：

1. 细化法律具体条目，明确对法律中所涉及工作人员的管理

法律中涉及进行婚前医学检查、孕产期保健和技术鉴定的人员。医护人员是捍卫母婴健康的直接实施者，特别是助产士，在降低孕产妇死亡率和新生儿死亡率方面有不可忽视的作用。有证据显示，受过教育并按照国际标准管理的助产士能提供 87% 的基本性、生殖及妇幼健康服务，避免 2/3 的孕产妇和新生儿死亡。2014 年，我国产妇可避免死因统计中，助产服务人员知识技能服务欠缺因素占到近一半的比

例。因此，要加强对法律中涉及的助产工作人员的执业资格认定和管理，对证件的审批、颁发部门进行明确且详细的规定，减少在法律实施过程中由于概念模糊不清引发的冲突。在具体操作中，建议法律法规中对执行和监督部门进行明确规定，明确各部门的职责和义务，如监管部门对助产人员无证上岗行为的严密监控，启动问责机制，建立政府主导的多部门合作机制等，使得各级各部门在法律框架内明确自己的职责，从而保障法律有效实施。

2. 完善相关法律法规，对助产士的管理做出规定

国际社会母婴相关法律的经验表明，完善助产立法对母婴健康十分重要。国际助产联盟将为妇女提供孕期、产期及产后护理、支持、建议，把分娩服务作为独立职责的人员称为助产士，并对包括教育、注册等内容在内的定义以及包括执业范围、照护对象、照护阶段、专业协会、处方权等内容在内的执业范围给出了明确规定。

目前我国助产专业从属于护理，受《护士条例》的管理，但其中对助产士的执业范围、认证注册和教育水平并没有明确规定。我国原卫计委医政司在 2013 年出台的《全国医院工作制度与人员岗位职责》中规定助产士的职责为"在护士长领导和医师指导下进行工作，负责正常产妇接产工作，协助医师进行难产的接产工作，做好接产准备，注意产程进展和变化，遇产妇发生并发症或婴儿窒息时，应立即采取紧急措施，并报告医师；经常了解分娩前后的情况，严格执行技术操作常规，注意保护会阴及妇婴安全，严防差错事故；经常保持产房的整洁，定期进行消毒；为产妇做好围产期保健和妇婴卫生的宣传教育工作，并进行技术指导；负责管理产房和婴儿室的药品器材；可根据需要，负责孕期检查、外出接产和产后随访工作；指导进修、实习人员的接产工作"。然而目前我国助产士的实际执业范围大都局限于产妇的分娩阶段，对妊娠期及产后阶段的相关照护仍然不足，工作场所常限于医院产房。助产士的执业范围和护士没有明确区分，某些工作在实际工作中又被产科医生取代，在工作中缺乏自主决策权。容易导致助产士角色冲突，不利于其在实践工作中专业技能的提升。

在资格认证方面，我国尚无独立的助产士准入体系。助产士进入临床工作需要先通过护士执业资格考试取得专业技术资格证书，再根据《母婴保健法》要求，依照各地区与医院不同要求，完成实习培训，达到考核标准，获得母婴保健技术考核合格证，方可从事助产工作。但各地区对于母婴保健技术考核合格证的方法和内容不一，造成不同地区间助产士的能力良莠不齐。另外由于法律法规中缺乏对于助产士准入标准、晋升标准、发展路径的描述，助产士的考核、晋升不能体现助产专业的特点和专业理念，导致助产技能下降、助产人员不足，极大地影响了我国妇女健康事业的发展。

对全国范围内助产士及相关群体对于助产立法态度和意见的调查显示，在助产士相关资格证书的获得标准、助产士能否独立接生、接生时是否需要产科医生在场、助产士能否应用产钳等方面，各地区、医院都有不同的标准，助产士执业范围和标准的不同，将影响到助产士的服务质量。调查对象对于助产立法内容的需求集中在助产士权利、执业范围、责任与义务等方面，此外还希望对助产士注册、准入标准、监管机构、继续教育、助产士定义等方面进行明确的界定。《母婴保健法》作为保护妇女儿童健康的重要法律，应对助产士的定义、执业范围、教育、考核标准、准入制度、监管部门等作出详细规定，这不仅能够保护助产士的合法权益，更有利于保障孕产妇和新生儿的健康。

3. 可行的修订内容

包括助产人员的定义、执业范围、准入、晋升途径、监督管理等。

在准入方面，应规定助产士的进入途径，如护士转岗、助产专业学习后直接进入；规定助产士教育培训要求，如学历要求、培训时间及内容，重视助产人员的知识、技能、人文素养的培训，并对培训部门及人员的资格进行规定；明确考核标准及内容，规定考核部门及人员应具备的资格，统一考核标准，且对考核内容做出调整，删减部分护士考试内容，增加助产专业内容。重视助产士的人文关怀并强调持证上岗。

在晋升途径方面，助产士与护士的工作场所、内容、核心胜任力等均有明显区别，助产士培训周期长，能力要求更为专业化，因此应建立助产士职称管理体系，并对晋升的年限、学历、核心胜任力等进行有针对性的规定。

重视入职后的继续教育，保证助产士水平并不断吸收新技术，提高助产服务质量。在监督管理方面，明确主管部门及助产人员管理机构的审批、管理等，保障助产人员素质及助产实践质量。很多国家和地区对助产士有专门的立法并设立了管理部门，可借鉴相关经验，对法律法规进行完善，由专门的部门进行管理。

国务院印发的《"十三五"推进基本公共服务均等化规划》要求"十三五"期间要加快产科、儿科医师、助产士及护士人才培养，2017年政府工作报告提出，要适应全面二孩政策，加强生育医疗保健服务。鉴于我国妇幼卫生工作方面的发展现状以及国际上对助产士地位和角色功能的进一步明晰，有研究指出，现阶段是发展我国助产专业政策的最佳时期，制定适合我国国情的助产相关法律法规的发展势在必行。在相关法律法规改革与完善的基础上，还需要进一步建立起合理的管理体制、组织运作方式、有效的监督机制和控制措施，以促进母婴保健事业的发展。

随着社会各界的不断努力，助产立法渐渐引起社会广泛关注。2017年全国两会上也有代表提出对助产专业法制建设的建议（图3-4）。立法是一个长期的过程，在推动政策制定过程中需要听取多方建议，争取更多的社会支持，共同保障助产士合法权益，保障我国母婴安全。

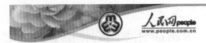

中国共产党新闻>>中国妇联新闻>>关爱儿童

顾晋代表建议：母婴保健法应明确助产士执业地位

2017年03月14日10:34 来源：中国妇女报

【字号大中小】　打印 留言 论坛 网摘 手机点评 纠错　E-mail推荐：　　　提交

　　全国人大代表、北京大学首钢医院院长顾晋建议修改《中华人民共和国母婴保健法》，明确我国助产士执业地位。

　　随着"全面两孩"政策的放开，对优生优育、母婴健康等方面提出了越来越高的要求。

人民网 >> 2017全国两会

二孩时代到来 顾晋代表呼吁尽快完善助产士体系

2017年03月06日22:37 来源：人民网 手机看新闻

打印　网摘　纠错　商城　分享　推荐　人民微博　字号＋ －

　　人民网北京3月6日电（记者 吴纪攀）从去年开始，我国的计划生育政策进入了全面二孩时代。6日下午，在十二届全国人大五次会议上海市代表团开放日活动中，全国人大代表、北京大学肿瘤医院主任医师顾晋提出了当下助产士职业群体与时代需求不相适应的问题，并给出了对应的政策建议。

图 3-4　两会代表对助产专业法制建设的建议

参考文献

[1] 赵婧. 近代上海的分娩卫生研究(1927-1949)[D]. 复旦大学, 2009.

[2] 崔霞. 我国医药卫生人才队伍发展策略研究[D]. 中南大学, 2012.

[3] 赵利娜. 建国初期妇女生育保健事业研究(1949-1959)以成都市为中心[D]. 四川师范大学, 2012.

[4] 陈海峰. 中国卫生保健史[M]. 上海：上海科技出版社, 1993: 212-213.

[5] 卫生部政策法规司. 中华人民共和国卫生法规汇编(1956)[M]. 北京：法律出版社, 1982.

[6] 卫生部政策法规司. 中华人民共和国卫生法规汇编(1978-1979)[M]. 北京：法律出版社, 1982.

[7] 天津公共卫生局. 天津人民政府公共卫生局助产士管理暂行办法. 天津市政, 1950.

[8] 福建省人民政府卫生厅. 护士助产士教育学制及课程试行办法. 福建政报, 1950.

[9] 卫生部政策法规司. 中华人民共和国卫生法规汇编(1981-1983)[M]. 北京：法律出版社, 1985.

[10] 卫生部政策法规司. 中华人民共和国卫生法规汇编(1998-2000) [M]. 北京：法律出版社, 2001.

[11] 卫生部政策法规司. 中华人民共和国卫生法规汇编(2001-2003) [M]. 北京：法律出版社, 2004.

第二篇

以核心胜任力为导向的助产专业建设

第四章　助产士核心胜任力现状

世界卫生组织（World Health Organization, WHO）和国际助产联盟（International Confederation of Midwives, ICM）对助产士的定义是：助产士应该是富有责任的专业人员，在孕期、产时和产后与妇女进行合作，提供必需的支持、保健和建议，根据助产士的职责帮助分娩，为新生儿和婴儿提供保健。

助产士核心胜任力是衡量助产士能力的重要的综合指标。国际助产联盟通过一系列的文献回顾及专家咨询后，将助产士核心胜任力定义为"在助产实践与教育中，助产人员能够胜任岗位所表现出来的熟练精确的知识、执业行为、特定技能的结合体"。国际助产联盟确立的《基础助产士核心胜任力 2010，2013 修订版》（Essential Competencies for Basic Midwifery Practice 2010 Revised 2013）（图 4-1）包括 7 个模块，268 个条目，13 条附加能力。7 个模块包括：①母婴保健的社会学、流行病学与文化环境；②孕前保健与计划生育；③孕期保健；④分娩期保健；⑤产后保健；⑥新生儿

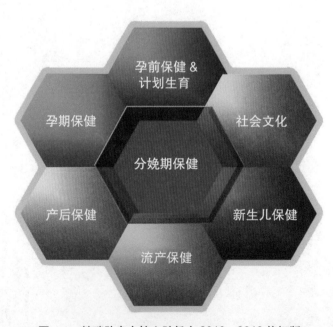

图 4-1　基础助产士核心胜任力 2010，2013 修订版

保健；⑦流产保健。国际助产联盟倡导以此指导助产教育、临床实践、立法、行业组织建设等，具体体现在：①助产教育方面：进行课程的发展；②临床实践方面：确定时间范围，制定临床指南；③研究方面：评估并确定助产士资格与实践范围；④政策主张方面：评估服务质量；⑤行业组织建设方面：为各国助产士服务提供框架（图4-2）。

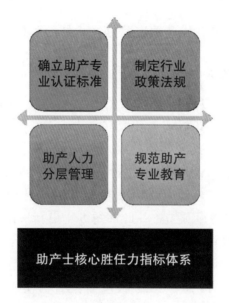

图 4-2　ICM 倡导构建以核心胜任力为基础的专业认证、政策法规、人力管理和助产教育

一、国际助产士核心胜任力现状

（一）欧洲助产士核心胜任力现状

自 17 世纪起，助产士在欧洲成为正规职业，最早出现在法国、瑞典、荷兰、比利时等国。1970—1977 年间，欧盟定义了助产士的工作，统一了培养标准、执业注册资格的互通等。在欧盟成员国中，有 66% 以上的国家立法定义了助产士的角色等 [1]，作为欧盟前成员国，英国为助产士核心胜任力建设的典型国家之一。

英国护士与助产士协会（Nursing and Midwifery Council，NMC）在 2010 年 9 月发布了《注册助产士核心胜任力标准》。NMC 承担护士和助产士教育、培训、引导及展现工作成果等职能，旨在提供更高质量的助产和护理服务。2010 年版的《注册助产士核心胜任力标准》包括 4 个模块：①有效的实践：如沟通、密切观察从备孕到产褥期的情况并进行干预、提供细致的孕期保健、产程中监护、促进早期母乳喂养、分娩镇痛、新生儿体格检查与转诊等内容；②专业且合乎伦理及法律的实践：

如尊重妇女的文化背景、发展专业指南、推行政策来保护母婴权益；③个人发展与行业发展；④运用循证研究来保证照护质量。与此同时，文件提出了5项核心技能，即沟通、咨询、正常产程处理、促进早期持续的母乳喂养、药物管理。

（二）北美洲助产士核心胜任力现状

以美国和加拿大为北美洲代表国家，助产士核心胜任力现状如下：

1. 美国助产士核心胜任力现状

美国助产士核心胜任力由美国护士-助产士学会（American College of Nurse-Midwives，ACNM）颁发。ACNM最初成立于1955年，是美国在国际助产联盟支持下最早成立的助产士学会。其职能包括制定与评价助产工作人员教育标准、支持助产行业发展、执业认证等。ACNM针对不同层级的助产士设置了不同的胜任力标准，包括《基础助产核心胜任力》和《硕士级别助产教育胜任力》两个层级。其中，《基础助产核心胜任力》在1978年确立[2]，此后每5年更新一次。《基础助产核心胜任力》最初用于助产教育者，来评价毕业生的教育产出是否符合预期。在修订过程中，逐步对助产士执业范围进行调整。该标准重点阐述入门级助产实践者应具备的基础知识与能力，最新版本为2012版。2012版包括：①职业素养；②助产相关知识；③助产保健管理；④助产保健基本知识；⑤妇科、孕前及产后保健知识与技能；⑥新生儿保健共计6个模块。同时，该标准对助产士运用信息系统改善护理提出了相应要求，与世界卫生组织的性与生殖保健能力要求相契合。

2. 加拿大助产士核心胜任力现状

加拿大于2005年提出助产士核心胜任力标准，由加拿大助产规范管理协会（Canadian Midwifery Regulators Council，CMRC）发布。CMRC是加拿大最大的助产监管机构，主要承担标准制定的协调工作，并在尊重各地区自主管理的前提下，进行助产行业的行政监管。该协会于2005年发表《加拿大助产士胜任力标准》，并于2010年进行了修订。修订后的标准包括8个模块，174个条目。8个模块分别为：①临床实践范围；②健康教育；③产前保健；④分娩期与产后保健；⑤新生儿保健；⑥育龄妇女性与生殖健康保健；⑦助产及相关专业法律；⑧学科发展创新能力。在该胜任力标准中，根据不同地区发展水平的差异，针对一些特殊的状况，列举了12项高级胜任力，如：硬膜外麻醉镇痛观察、产程中药物剂量调整、清宫术、避孕药处方开具等。

（三）大洋洲助产士核心胜任力现状

以新西兰和澳大利亚为大洋洲代表国家，助产士核心胜任力现状如下：

1. 澳大利亚助产士核心胜任力现状

澳大利亚护理及助产士认证协会（Australian Nursing and Midwifery Accreditation Council，ANMAC）于 2004 年在全国范围内展开调查，制定了《国家助产士胜任力标准》[3]。相较于其他胜任力标准，该标准不是针对具体技能进行描述，而是选择了更加宏观的描述方式。ANMAC 是在澳大利亚国家注册与认证机构计划（Australia's National Registration and Accreditation Scheme）下，承担护理与助产教育认证的最高机构。ANMAC 提出，胜任力是一个多元化的概念，临床胜任力是"用以保证从业者在某个特定领域内展现有效或更好表现的知识、技能、态度与能力结合体"。《国家助产士胜任力标准》可以用来规定执业者的核心胜任力，并进行课程开发指导。标准包括了实践的专业性与规范性、相关知识技能、基础健康保健和实践的反思性和伦理性等 4 个模块，14 个方面的伦理、知识、实践标准。模块 I 为实践的专业性与规范性，包括：①实践符合法律文件要求；②接受实践问责机制。模块 II 为相关知识技能，包括：①在妇女决策时进行信息传递与沟通；②促进安全有效的照护；③对正常母婴进行评估、计划制定、计划实施、效果评价；④对合并复杂病情的母婴进行评估、计划制定、计划实施、效果评价。模块 III 为基础健康保健，包括：①保护社区中妇女与其家庭的权益；②进行部门间有效合作；③促进助产为公共保健服务；④实践符合地区文化安全。模块 IV 为实践的反思性和伦理性，包括：①符合伦理要求；②尊重个人信仰；③对个人与行业发展有促进作用；④以科学的研究结果指导临床实践。

2. 新西兰助产士核心胜任力现状

新西兰助产士委员会通过咨询助产相关人员，于 2004 年发布了《助产士执业胜任力标准》，明确了助产士应具备的知识、技能、态度的最低标准，包括 4 个方面：①以产妇为中心，如尊重妇女的自主权、文化等；②提供综合、科学、安全有效的助产服务，如孕期监测、评估，促进自然分娩如"用助产支持技巧激发分娩时产妇天性的潜力"，病历书写、识别急症的处理转诊等，产后 6 周内的保健等；③健康促进、鼓励对象参与决策；④反思和批判性思维能力，如反思是否遵循了委员会的《实践手册》和《伦理准则》，指导监督护士，促进专业发展，支持助产学生等。此外，

2012 年委员会发布的《助产士文化胜任力》要求开始执业的助产士在实践中遵守文化安全性，同孕产妇建立尊重、信任、平等的陪伴关系，适应地方文化，不断提升文化相关胜任力。

（四）非洲助产士核心胜任力现状

非洲各国于 2006 年制定了《非洲助产从业人员核心胜任力》[4]，其中共有 6 个模块，189 个条目。6 个模块包括：①母婴健康与社会文化；②孕前保健及计划生育；③孕期保健；④分娩期保健；⑤产后保健；⑥新生儿保健。该胜任力清单的 6 个模块又同时包括知识与技术方面，在结构、内容上均与国际助产联盟的类似，但做出了一些本土化调整。在国际助产联盟进行了胜任力标准更新后，一些非洲地区也在直接运用《基础助产士核心胜任力 2010，2013 修订版》进行胜任力的指导与评估，同时根据地区特点进行一些条目增减。

二、国内助产士核心胜任力现状

我国助产专业最早起源于民国时期，经历过起源时期（1928—1949 年）、发展时期（1949—1979 年）、角色定位不清时期（1979—2008 年），由独立专业逐渐出现角色定位模糊，继而从属于医疗或护理专业，现归于护理专业管理。

现阶段，我国助产行业面临着助产士数量少、质量低的问题。世界卫生组织《世界助产状况报告 2014》中提示，我国助产士共有 217 670 人，每千人口约 0.158 人，与其他国家相比仍有较大差距。同时，该报告还预测，到 2030 年，我国助产士人力资源将只能满足 59% 的需求，进一步提示了我国助产人力资源的不足。近年来，我国先后出台的一系列政策纲要中，均对妇幼保健水平提出了更高的要求。《"健康中国 2030"规划纲要》中明确指出：需要实施母婴安全计划，倡导优生优育，继续实施住院分娩补助制度，向孕产妇免费提供生育全过程的基本医疗保健服务。鉴于此，政府部门提出，应当建立助产士独立的职称晋升序列、扩大助产士的高职高专招生规模，并设计继续教育课程，同时探索助产本科教育等系列措施。根据国际助产联盟的建议，这些措施均可以借助核心胜任力的搭建来开展和完善。

（一）大陆助产士核心胜任力现状

我国原卫生部医政司在 2008 年下发的《全国医院工作制度与人员岗位职责（第二稿）》，规定助产士的职责为：①在护士长的领导和医师的指导下进行工作；②负责正常产妇接产工作，协助医师进行难产的接产工作，做好接产准备，注意产程进展和变化，遇产妇发生并发症或婴儿窒息时，应立即采取紧急措施，并报告医师；③经常了解分娩前后的情况，严格执行技术操作常规，注意保护会阴及妇婴安全，严防差错事故；④经常保持产房的整洁，定期进行消毒；⑤为产妇做好计划生育围产期保健和妇婴卫生的宣传教育工作，并进行技术指导；⑥负责管理产房和婴儿室的药品器材；⑦可根据需要，负责孕期检查、外出接产和产后随访工作；⑧指导进修、实习人员的接产工作。

目前可查到的地方性规定有原广东省卫生厅 2009 年发布的《专业护士核心能力建设指南》，将产科专业护士（实为履行助产士职能者）分为 N1、N2、N3 级，详细地规定了各级护士核心胜任力，分五个方面：专业基础知识、专科技能、应急处理与抢救能力、教育与培训能力、综合管理。N1 要求具备规范执行正常产程观察与监护能力；N2 具备正确安全执行助产技术、正常顺产的接生，其中 N2 级又分为三个阶段，对同一能力的要求掌握程度也不同，如 N2 第一阶段"准备新生儿窒息复苏抢救用品，协助上级抢救"，第二阶段"掌握新生儿窒息复苏"，第三阶段"独立完成新生儿窒息抢救技术"；N3 具备评估产程变化、识别产程、高危产妇的接产，配合难产，指导下级新生儿窒息抢救等教育培训能力。

（二）香港助产士核心胜任力现状

香港助产士管理局通过参考美国、加拿大、国际助产联盟核心胜任力标准，咨询了助产士、医护专业人员、助产教育院校与专业组织成员后，于 2010 年颁布《助产士核心才能》，规定助产士应具备妊娠至产褥期的保健知识、能力、态度，在开始执业时应具备以下 4 个方面能力：①一般能力（此范畴是其余三个的前提），如解剖生理知识、沟通指导技巧、开具处方药物、鼓励家庭参与照护；②提供妊娠期、分娩期、产褥期、新生儿的保健；③基层保健，包括孕前、妇科、计划生育、社区保健等；④助产相关实务、伦理道德、法律，如制度、机构职能、职业法内容、职业素养，致力于自我、同行、专业的发展。

第五章　以核心胜任力为导向的 助产队伍建设

近年来，北京大学护理学院"助产与母婴健康"课题组立足于促进我国助产行业规范化发展，借鉴国际标准与发达国家的经验，以助产士核心胜任力为导向对助产队伍建设进行了探索，系统构建了中国助产士核心胜任力量表和分级指标体系。同时注重研究成果的转化，形成了我国助产行业的实践规范。研究成果已在全国助产管理、教育、实践等方面得到广泛应用。

一、助产士核心胜任力量表

2011 年，北京大学护理学院"助产与母婴健康"课题组首次将助产士核心胜任力概念引入中国，从中国国情出发，围绕助产士应具备哪些核心胜任力，在国际助产联盟《助产士核心胜任力 2002 版》基础上，采用文献回顾、半结构式访谈的方法，形成助产士核心胜任力量表，并通过对北京市 19 家医院的 300 名助产士进行测评，对量表进行了信度和效度分析，最终发展了符合我国国情的《助产士核心胜任力量表》[5]（表 5-1），为准确评价助产士核心胜任力提供了工具，也为有针对性地培训助产士核心胜任力提供了参考。

表 5-1　助产士核心胜任力量表

	条目
孕前保健	1. 采集妇女的健康史、家族史和遗传史
	2. 为妇女及家庭提供相关的孕前咨询
	3. 教育妇女及家庭有关计划生育和避孕的方法
	4. 识别常见的尿路感染和性传播疾病的症状和体征
	5. 为妇女及家庭提供生殖健康和性传播疾病的宣教
	6. 评估妇女及家庭是否做好怀孕的准备

	条目
孕期保健	1. 确定妇女是否早孕
	2. 为孕妇计算预产期
	3. 通过实验室检查和体格检查，评估孕妇健康状况
	4. 识别正常妊娠的生理变化及其对家庭的影响
	5. 宣传母乳喂养的益处
	6. 识别孕期常见的不适症状
	7. 指导孕妇正确处理常见的不适症状
	8. 教育妇女关于吸烟、饮酒和药物对母婴的影响
	9. 识别孕期异常情况，并采取相应的处理措施
分娩保健	1. 识别临产发动的指标
	2. 评估分娩时母婴的情况
	3. 提供促进舒适的护理措施
	4. 为妇女及家庭提供心理支持
	5. 通过腹部检查，判断胎位和先露下降情况
	6. 评估宫缩
	7. 利用产程图或类似记录工具记录产程进展
	8. 为自然分娩的妇女接生
	9. 处理第三产程
	10. 检查胎盘和胎膜的完整性
	11. 估计母体失血量
	12. 需要时行会阴切开术和修补术
	13. 进行成人和新生儿心肺复苏
	14. 为母亲和婴儿提供安全的环境
	15. 促进新生儿与母亲的皮肤接触
	16. 协助产科手术分娩
产后保健	1. 评估产后妇女的健康情况
	2. 评估母婴在营养、休息、活动和生理方面的需求
	3. 对产后期的妇女及家庭提供支持
	4. 促进父母和婴儿建立良好的关系
	5. 对妇女及家庭进行关于母婴护理的健康宣教
	6. 帮助妇女建立母乳喂养
	7. 识别异常情况，采取应对措施
	8. 识别产后情绪问题，采取应对措施

续表

	条目
新生儿保健	1. 帮助新生儿适应子宫外的环境
	2. 评估新生儿的健康情况
	3. 为新生儿提供生理和营养的护理
	4. 为新生儿提供情绪的护理
	5. 识别新生儿异常情况，采取应对措施
	6. 对父母进行关于新生儿护理的健康宣教
	7. 对流产、新生儿死亡或先天性出生缺陷的父母提供支持
公共卫生保健	1. 在实践中，尊重妇女的文化习俗
	2. 提供相关信息，使妇女能够自主选择健康行为
	3. 记录与妇女健康相关的信息
	4. 与妇女及家庭进行有效的沟通交流
	5. 对妇女及家庭进行有关免疫接种重要性的宣教
	6. 帮助妇女及家庭获得社区医疗资源
	7. 采取措施，控制感染
	8. 识别孕产妇和新生儿死亡和患病的常见原因
	9. 与其他卫生工作者合作，提供高质量的分娩服务
	10. 寻求机会，更新自己的专业知识和技术
	11. 能解释与助产相关的法律和政策

《助产士核心胜任力量表》，包括 6 个维度，57 项条目。回顾量表的编制过程，以国外助产士核心胜任力架构为指导，保证了量表的先进性和科学性；结合质性访谈的结果，使其符合我国的助产现况，保证了量表的适用性；请助产士逐条目地阅读和修改，保证了量表的针对性；请专家对内容效度进行评定，保证了量表的科学性和准确性。通过构建助产士核心胜任力的框架，并在此基础上编制《助产士核心胜任力量表》，对其进行信度和效度的分析，得到的结果均达到了量表编制的要求，具有较好的信度和效度，可以作为评估助产士核心胜任力的有效工具。

量表评价结果既可以为在职助产士继续教育项目提供依据，使之有的放矢地提高和完善助产士的胜任力；又能为助产教育提供教学评估和改革的依据，培养出合格的助产士，以满足社会发展及助产专业发展的需要。另外，由于核心胜任力从某种角度可以反映助产士的素质，因而可以为临床管理者评价助产士提供参考。已应用于对中国部分省市助产士核心胜任力的调研。

二、中国助产士核心胜任力指标体系

2015 年，北京大学护理学院"助产与母婴健康"课题组在《助产士核心胜任力量表》的基础上扩大研究地域至全国范围，并在国际助产联盟 2013 年更新的核心胜任力清单的框架下，在国内首次开发出科学、规范的《中国助产士核心胜任力分级指标体系》[6]（表 5-2）。共包括 3 个级别，7 个版块，224 个条目（图 5-1）。

表 5-2　助产士核心胜任力指标体系

编号	板块	级别	条目
1	职业素养	所有等级	1. 对自己的临床决策与行为负责
2			2. 持续遵守职业道德、价值观，尊重人权，诚实慎独
3			3. 持续严谨遵守实践标准
4			4. 不论社会地位、种族信仰，尊重个人的文化习俗，不批判、歧视孕产妇
5			5. 维护个人的隐私、重要信息，只在当事人同意或病情需要时与其他医务人员、家属分享
6			6. 与妇女及其家属合作，尊重知情权与决策权，帮助其做出知情选择
7			7. 尊重并维护服务对象的权益，具有同情心和同理心，实施人文关怀
8			8. 视妊娠为一正常生理过程，倡导、促进、支持自然分娩
9	妊娠期保健知识	初级	1. 女性生殖系统解剖与生理
10			2. 妊娠的生理过程
11			3. 妊娠期妇女生理变化特点及常见不适
12			4. 妊娠的诊断
13			5. 根据月经史、子宫大小、超声检查单等估计孕周的方法
14			6. 妊娠期常见实验室检查的临床意义
15			7. 妊娠期妇女正常心理变化及妊娠对孕妇及社会关系的影响
16			8. 妊娠期营养
17			9. 缓解妊娠不适的方法及妊娠期卫生、运动、性生活等的注意事项
18			10. 妊娠期用药原则及常用药品的药理学知识
19			11. 高危妊娠的概念和范畴
20			12. 宫高增长异常的表现及原因，如胎儿宫内生长受限、羊水量异常、多胎等
21			13. 妊娠期常见并发症及其临床表现、识别要点及处理原则
22			14. 胎儿宫内窘迫的临床表现及处理要点
23			15. 分娩发动的症状、体征、感知

续表

编号	板块	级别	条目
24	妊娠期保健知识	初级	16.分娩前的物质、精神准备及分娩方式选择、分娩镇痛、陪产等
25			17.减轻分娩不适的方法，如呼吸技巧、放松技巧、陪产分娩支持等
26			18.泌乳生理及哺乳准备，乳房护理的方法
27			19.常用产前筛查、诊断方法的适应证与禁忌证
28		中级	1.妊娠期常用抢救药物的药理学及使用方法
29			2.妊娠期常见危急重症的临床表现及处理原则
30			3.合并传染性疾病孕妇的照护方法，如预防母婴传播
31			4.妊娠期常见心理问题
32			5.分娩相关文化、宗教、哲学和社会学知识
33			6.促进自然分娩的健康指导
34		高级	1.胎儿解剖及生理，常见胎儿畸形的临床特点
35			2.妊娠期疑难危重患者的识别要点
36	妊娠期保健技能	初级	1.采集健康史
37			2.监测生命体征
38			3.减轻妊娠期常见不适的方法指导
39			4.产科检查：腹部测量、阴道检查与四步触诊法及意义判断
40			5.妊娠期常见并发症的配合治疗
41			6.绘制妊娠图，计算预产期
42			7.依据B超结果判断胎儿发育、胎盘情况、羊水量
43			8.胎儿宫内状况评估（听胎心、胎心监护、胎动计数）
44			9.骨盆外测量
45			10.为孕妇及家庭提供分娩准备的指导
46			11.识别先兆临产与临产
47		中级	1.孕早、中、晚期学校课的常规健康教育
48			2.识别、管理传染病合并妊娠，并做好自我防护
49			3.评估妊娠期心理状况并进行指导
50			4.参与制定分娩计划，协助产妇选择分娩方式
51			5.识别妊娠期常见并发症，并制定个体化照护计划
52		高级	1.处理与配合治疗妊娠期疑难重症并制定个体化照护计划
53			2.鉴别、判断妊娠期并发症并参与制定/修订疾病管理方案
54			3.评估孕妇营养状况，为特殊需求的妇女制定个体化的饮食、运动方案
55			4.解读产检、筛查相关风险值的意义并进行指导
56			5.骨盆内测量

续表

编号	板块	级别	条目
57	分娩期保健知识	初级	1. 三个产程的生理及正常进展过程
58			2. 胎儿颅骨的解剖特点，重要径线及指示点
59			3. 枕前位的分娩机制
60			4. 分娩期妇女心理变化特点
61			5. 进入潜伏期与活跃期的指征
62			6. 产程图的使用及临床意义
63			7. 评估胎儿宫内情况，包括胎心监护图的识别意义
64			8. 评估产妇舒适情况，促进产妇舒适的措施
65			9. 分娩期常见并发症的临床表现
66			10. 预防盆底损伤、会阴撕裂的原则
67			11. 会阴切开术的适应证
68			12. 产钳术、胎头吸引术的适应证
69			13. 影响分娩的因素
70			14. 妊娠并发症产妇的分娩过程中的注意事项
71			15. 预防分娩期并发症（如羊水栓塞、脐带脱垂等）的方法
72			16. 分娩期常用急救药物的药理作用、使用方法、不良反应
73		中级	1. 头盆关系的判断方法
74			2. 臀先露、双胎分娩机制
75			3. 分娩镇痛药物选择的基本原则及使用方法
76			4. 分娩期常见并发症的处理原则、照护要点
77		高级	1. 产程的预测
78			2. 分娩期的急危重症处理知识
79	分娩期保健技能	初级	1. 四步触诊估计胎产式及胎儿下降情况、胎先露、胎方位
80			2. 评估宫缩强度与节律
81			3. 阴道检查评估产程进展（宫口扩张、渐消、胎头下降）
82			4. 阴道检查判断胎方位
83			5. 指导产妇分娩体位，正确使用腹压
84			6. 用产程图等记录、监护产程进展
85			7. 向产妇及家庭提供生理、心理支持，促进自然分娩
86			8. 提供促进产程舒适的措施
87			9. 评估产程进展的情况，采取适当的措施，如产程中的体位管理
88			10. 分娩镇痛效果的观察
89			11. 膀胱护理，必要时导尿

续表

编号	板块	级别	条目
90	分娩期保健技能	初级	12. 评估分娩环境中的安全隐患
91			13. 迅速识别分娩中产妇异常如羊水栓塞、子宫破裂，及时向上级报告
92			14. 监测评估胎儿的宫内状况
93			15. 调节宫缩的药物（如催产素）的用药监护
94			16. 必要时行会阴切开、缝合术
95			17. 枕前位时实施合适的手法接生
96			18. 钳夹、剪断、结扎脐带
97			19. 迅速识别脐带脱垂、先露异常、肩难产、胎儿窘迫
98			20. 分娩中脐带绕颈的处理
99			21. 识别胎盘剥离征象并协助胎盘娩出
100			22. 检查胎盘、胎膜的完整性
101			23. 子宫按摩刺激产后宫缩
102			24. 识别阴道、宫颈裂伤
103			25. 修补1、2度的会阴/阴道裂伤
104			26. 提供安全的母婴环境，促进其早接触
105			27. 判断、记录失血量
106			28. 用合适的技术、药物控制产后出血
107			29. 成人心肺复苏
108			30. 紧急剖宫产的术前准备
109			31. 产程中出入量管理
110		中级	1. 面先露的手法接生
111			2. 臀先露的手法接生
112			3. 肩难产的手法接生
113			4. 人工手取胎盘
114			5. 识别、控制休克
115			6. 及时转诊有严重并发症的产妇到上级医疗机构，转运途中提供合适的药物、设备、陪护
116			7. 宫颈裂伤的修补
117			8. 明确指征并实施低位人工破膜
118			9. 双胎的手法接生
119			10. 用适宜的技术迅速实施母婴抢救，如产后出血、羊水栓塞、子痫、脐带脱垂、先露异常、胎儿窘迫

编号	板块	级别	条目
120		高级	1. 预见可能的母婴并发症，并提前干预
121			2. 枕横位、枕后位的手法接生
122			3. 评估分娩支持技术与干预技术
123			4. 胎头吸引术
124			5. 配合医生行低位产钳助产
125			6. 分娩期严重并发症的处理：如子宫破裂、子宫翻出
126	产后保健知识	初级	1. 分娩后生理与心理的变化
127			2. 产后早期阶段的母体营养、休息、活动和生理需求（如排尿、排便）
128			3. 早期母乳喂养对母婴的重要性
129			4. 母乳喂养常见问题，如胀奶、乳汁缺乏、乳腺炎等
130			5. 增强亲子关系的原则
131			6. 子宫复旧不良的临床表现
132			7. 产后常见并发症的临床表现及处理原则
133			8. 产后危及生命的症状和体征：如持续阴道出血、羊水栓塞、产后先兆子痫等
134			9. 处理宫腔妊娠残留物的原则
135			10. 防止产后母婴间 HIV、乙肝/丙肝病毒、结核分枝杆菌、梅毒等传播的原则
136			11. 促进会阴伤口愈合的措施
137		中级	1. 对于经历不良妊娠结局的孕产妇及家庭的沟通原则
138		高级	1. 产后精神疾患的病因、临床表现，如严重产后抑郁等
139	产后保健技能	初级	1. 评估子宫复旧及会阴伤口的愈合
140			2. 指导早期、纯母乳喂养
141			3. 指导排空乳房，乳汁的储存及处理
142			4. 指导产妇/家庭识别产后并发症的征兆
143			5. 识别产褥感染、产后子痫，产后出血
144			6. 产后出血紧急情况进行配合治疗
145			7. 指导产妇/家庭进行自我照护
146		中级	1. 识别产后严重并发症，并提供适当和及时的处理
147			2. 对经历不良妊娠结局的孕产妇及家庭提供心理支持
148			3. 产后运动、盆底康复指导
149			4. 对存在产科并发症的产妇及家庭进行照护指导
150		高级	1. 鉴别产后精神、心理疾患，为产妇及家庭提供心理干预及转诊

编号	板块	级别	条目
151	新生儿保健知识	初级	1. 新生儿 APGAR 评分（阿氏评分）
152			2. 新生儿的基本需求，如通气、保暖、营养、接触
153			3. 正常新生儿及早产儿生理解剖变化、发育过程
154			4. 新生儿外貌特点、行为及特定表现，如产瘤、胎头变形，生理性体重变化、黄疸
155			5. 新生儿胎龄评估的方法
156			6. 新生儿脐带护理方法
157			7. 新生儿免疫接种知识
158			8. 新生儿异常情况的表现及处理方法
159			9. 高危新生儿（早产儿、过期产儿、糖尿病产儿）的特点
160			10. 新生儿常规药物的药理作用与用法
161		中级	1. 产伤性疾病的鉴别与处理：软组织损伤、出血、神经损伤、脊柱及脊髓损伤、骨折、内脏损伤
162			2. 新生儿异常情况处理原则，如发热、低体温、青紫、呕吐、腹胀、水肿、尿潴留、惊厥、反应低下
163			3. 新生儿急救药物的药理作用与用法
164		高级	1. 新生儿多样化照护措施，如母婴皮肤接触
165			2. 极低体重儿的特点与护理
166			3. 疑难杂症的新生儿处理与护理
167	新生儿保健技能	初级	1. 断脐、擦干、保暖、确保呼吸建立
168			2. 进行新生儿 APGAR 评分，识别异常情况（低体温、窒息）
169			3. 在新生儿母婴分离期，安抚父母情绪（如新生儿重症监护期间）
170			4. 提供新生儿日常护理，包括沐浴、抚触、温箱
171			5. 正确母乳喂养指导
172			6. 正常新生儿的生长发育及需求的健康教育
173			7. 新生儿计划免疫接种
174			8. 抚慰处于悲痛中的父母（新生儿先天性疾病、死胎、新生儿死亡、流产）
175			9. 新生儿窒息复苏术
176			10. 为双胞胎、多胞胎的父母宣教其特殊需求
177		中级	1. 判断异常症状，如低血糖、病理性黄疸、血肿、脑膜刺激征
178			2. 新生儿筛查、体格检查，识别威胁生命的异常情况
179			3. 影响新生儿生长发育因素的健康教育
180			4. 为有传染性疾病的母婴提供适当照护，如给阻断药与喂养指导
181			5. 危重新生儿监护与转运

续表

编号	板块	级别	条目
182		高级	1. 为父母宣教：新生儿的危险体征和就诊时机、对低体重儿的适当护理，及时转诊
183	妇女保健知识	初级	1. 常用孕前检查的项目及临床意义
184			2. 生殖健康的健康教育内容
185			3. 常用避孕方法及失败后补救措施
186			4. 宫颈癌筛查的方法
187			5. 非计划妊娠的影响因素
188		中级	1. 常见性传播疾病的临床表现及处理
189		高级	1. 特殊（地区）母婴疾病（如地中海贫血、胆汁淤积症）临床症状及预防性治疗
190	妇女保健技能	初级	1. 指导妇女及家庭采用适宜的避孕方法
191			2. 避孕失败后的健康教育和转诊
192		中级	1. 提供生殖健康宣教
193			2. 为传染性疾病妇女提供妊娠咨询及推荐转诊
194		高级	1. 为特殊母婴疾病患者及家庭提供个性化的照护计划
195			2. 向妇女及其家庭提供个性化的孕前咨询
196			3. 流产原因分析、预防指导
197			4. 为有妊娠并发症等特殊家庭指导避孕
198	公共卫生保健与综合能力知识	初级	1. 预防、控制感染的方法，消毒隔离制度，职业暴露的防护
199			2. 灾难性事件的应急机制
200			3. 向上级/上级单位转诊的流程
201			4. 与妇女生殖健康相关的法律、法规
202			5. 健康教育的原则和方法
203		中级	1. 影响母婴健康的社会因素
204			2. 促进社区基础健康、疾病预防控制的原则
205			3. 母婴死亡率和发病率的常见原因及其降低策略
206		高级	1. 孕产妇死亡案例回顾与分析
207			2. 助产服务质量的评价指标
208			3. 助产领域科学研究、循证实践的方法与原则
209	公共卫生保健与综合能力技能、行为	初级	1. 与孕产妇及家属进行有效沟通，与其他医务人员协作
210			2. 遵守和执行相关管理要求，确保孕产妇安全
211			3. 使用专科常用设备（胎心监护仪、新生儿辐射台、输液泵、产床等）
212			4. 利用文献检索主动、被动学习知识
213			5. 应用应急预案处理突发事件

续表

编号	板块	级别	条目
214	公共卫生保健与综合能力技能、行为	中级	1. 以建设性态度表达不同意见
215			2. 对缺乏经验的助产人员进行培训与指导
216			3. 具有一定的科研能力，能够通过文献了解最新科研成果
217		高级	1. 参与制定助产实践标准、工作流程和应急预案
218			2. 进行助产质量管理评价
219			3. 制定助产士培训及考核方案
220			4. 维持/更新知识、技能来保持最先进的实践
221			5. 使用先进的感染防控措施、技巧，清洁的技术
222			6. 致力于自我、学科的发展，包括自我、同行的评估，积极参加学术活动，行业协会
223			7. 评估医疗服务设施与实践范围的合理性，人力资源管理
224			8. 解释评价专业领域的相关研究发现，及致力于学术研究

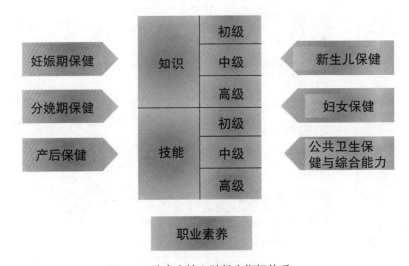

图 5-1　助产士核心胜任力指标体系

　　在国内外文献回顾的基础上，在全国范围内邀请 17 名助产相关人员进行半结构访谈，初拟适合我国国情的助产士核心胜任力指标体系框架；并应用改良专家咨询法（德尔菲法），咨询了来自全国 21 个省市自治区的 30 名资深专家，确立指标体系；最后邀请 14 名专家进行指标体系的论证，形成《中国助产士核心胜任力分级指标体系》(图 5-2)。

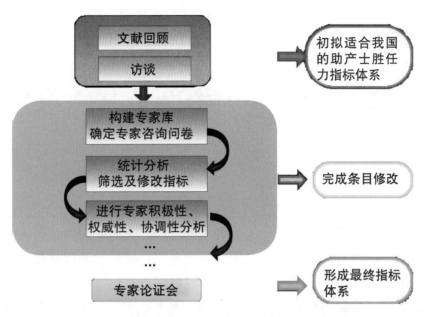

图 5-2　中国助产士核心胜任力分级指标体系构建过程

对指标体系信度及效度进行评价，显示评分者间信度（Kendall 协调系数）由一轮的 0.150 增加到二轮的 0.173，信度与一致性有所增加；并且确保不曲解原意、不被个别专家的意见所影响而发生偏倚。而且由于样本基本覆盖我国所有省份，平衡了经济、医疗发达程度的差异，保障了评价体系的质量，另外还邀请瑞典专家 Kyllike Christensson 对结果进行评阅，最终形成中国助产士核心胜任力指标体系。

助产士核心胜任力指标体系目前被广泛应用于国家助产技术考核标准制定，原国家卫生计生委推出的省级助产适宜技术师资培训、全国助产士规范化培训，以及助产士培养与评价等，推动了助产行业规范的建立（图 5-3）。

应 用 证 明

项 目 名 称	联合国人口基金第七周期国别项目"加强助产，促进母亲和新生儿健康"（项目号：CHN7U204）
应 用 单 位	潍坊医学院护理学院

应 用 证 明

项 目 名 称	联合国人口基金第七周期国别项目"加强助产，促进母亲和新生儿健康"（项目号：CHN7U204）
应 用 单 位	湘潭医卫职业技术学院护理学院

应 用 证 明

项 目 名 称	联合国人口基金第七周期国别项目"加强助产，促进母亲和新生儿健康"（项目号：CHN7U204）
应 用 单 位	国家医学考试中心

应 用 证 明

项 目 名 称	联合国人口基金第七周期国别项目"加强助产，促进母亲和新生儿健康"（项目号：CHN7U204）
应 用 单 位	河北医科大学护理学院

应 用 证 明

项 目 名 称	联合国人口基金第七周期国别项目"加强助产，促进母亲和新生儿健康"（项目号：CHN7U204）
应 用 单 位	苏州市立医院（苏州市妇幼保健院）

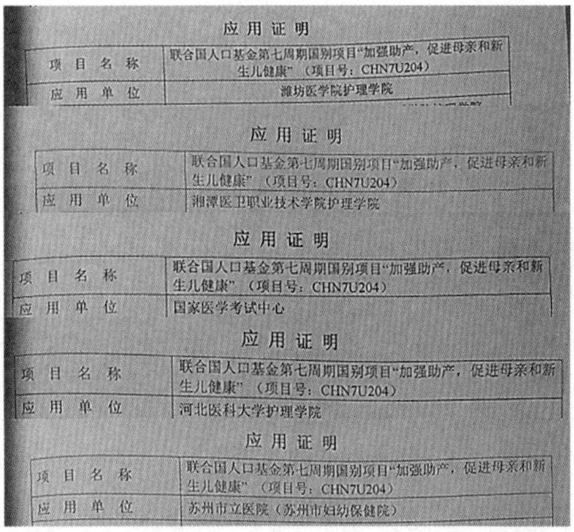

图 5-3　助产士核心胜任力指标体系应用情况

第六章　助产人力资源及其需求预测

助产人力资源建设是一个漫长的过程，如何适应社会发展对卫生服务的需求，需要制定科学、合理、有效的卫生人力规划和政策。人力资源的过剩或匮乏、分布或使用不合理都将阻碍卫生事业的发展，制定规划和政策的基础就是要明确所需卫生人员的数量和种类。由此可见，助产队伍建设也需要在培养方向、数量、规格等各方面提前规划，有组织地进行预测和协调至关重要。这一过程中最关键的环节就是选取合适的预测方法，使所预测结果与实际需求的误差最小，真实地掌握我国助产人力数量的缺口大小。因此，加强助产队伍建设的前提条件是有效评估和预测我国助产人力资源现状和需求，为我国制定助产人力资源规划提供科学、有效的参考依据。

一、助产人力资源的现状

目前全球普遍存在助产人力资源短缺的现象。WHO 指出 2010 年全球助产士大约短缺 35 万。《世界助产状况报告 2014》显示，调查的 73 个国家中，78% 的国家面临助产人力资源短缺的情况。我国每千人口助产士数量远远低于国际平均水平，且存在地区间分布不均衡的现象。

（一）国际现状

目前，多个国家和地区均有不同程度的助产人力资源匮乏。联合国人口基金强调，若能为分娩妇女提供助产照护并且在紧急情况时进行诊断和治疗，孕产妇死亡率将可减少 75%。2010 年的 WHO 报告指出，目前世界范围内至少需要增加 35 万名助产士，以及配备足够数量和技术熟练的卫生骨干。《世界助产状况报告 2014》显示，2014—2030 年，全球每年的妊娠数量预计保持在 1.6 亿，该报告里有统计数据的 73 个国家中，57 个国家（78%）都将面临助产人员的短缺。每千人口助产士数量是评价助产人力资源配置水平的重要指标（表 6-1）。瑞典每千人口助产士数量为 0.70，英国为 0.63，菲律宾为 0.45。有学者认为，助产士短缺的一个表现就是每年每位助产士需要照护的产妇数量升高，高于本国推荐的产妇数量。例如，英格兰助产士每年接生的产妇数量为 33 例，威尔士为 30 例，均高于英国皇家助产士学院推荐的每年 28 例。与全球面临的助产人员短缺一样，许多国家学者的研究也都提示不同程度的助产人力资源短缺，即使是在每千人口助产士数量相对高的发达国家，也有研究显示助产士承担着较大的助产工作量，负荷较重。

表 6-1　每千人口助产士数量的国家分布

每千人口助产士数量	国家数	国家名称
0~	13	玻利维亚、乍得、哥斯达黎加、埃塞俄比亚、几内亚、几内亚比绍、尼日尔、阿曼、卢旺达、萨摩亚群岛、泰国、多哥、也门
0.03~	7	中国、阿尔及利亚、安哥拉、马里、毛里求斯、吉布提、所罗门群岛
0.06~	49	不丹、奥地利、中非、德国、伊拉克、荷兰、巴拉圭、葡萄牙、乌干达、赞比亚、丹麦、厄瓜多尔、法国等
0.30~4.27	37	爱尔兰、阿尔巴尼亚、比利时、芬兰、冰岛、印度、捷克、哈萨克斯坦、摩洛哥、新西兰、挪威、波兰、俄罗斯、乌克兰等

此外，妇幼卫生人力资源匮乏的 68 个中低收入国家中，大多数国家有整体规划，但只有 48% 的国家有针对各类别卫生人力资源的具体规划。因此，助产人力资源的短缺是国际上普遍存在的问题，需要科学的预测方法来评估助产人员的确切缺口量，否则，盲目地培养很容易造成人才过剩或人员仍不能满足服务需求。

（二）国内现状

不少学者对我国整体及地方的助产人力资源情况进行了调查。2014 年一项对于我国 31 个省、自治区和直辖市的 719 家助产机构的人力资源状况调查[7]，结果显示我国每千人口专职助产士数为 0.04，专职和兼职助产士数合计为 0.05。另有 2010 年调查显示我国每万人拥有助产士 0.5 人，其中东部地区 0.5 人，中部地区 0.4 人，西部地区 0.5 人。一项对于北京市助产士人力资源状况的调查显示[8]，北京市产科助产士人力资源虽不断增加，卫生资源利用率高，但产科工作风险大、劳动强度高，助产人员数量仍明显不足。

北京大学护理学院"助产与母婴健康"课题组调查了北京地区 24 家医院的助产人力资源状况，结果显示助产士与产科病床数之比为 0.23∶1，低于产科医生、产科病房护士与病床数之比（0.37∶1、0.55∶1），可以看出助产士工作负担最重。17 家调查医院反映助产士配置不足，该比例占 70.83%。对福建省助产队伍现状进行分析发现[9]，被调查的 976 家医院中，25.10% 的医院出现助产士缺编，其中省市级医院存在缺编的比例为 52.20%，区县级医院有 27.96%。江苏省 47 所医疗机构中 85% 的医疗机构表示助产士不足，近 3 年的需求量不明确[10]。

从总体人力资源配置来看，我国的每千人口助产士数量与国际上其他国家相比有较大的差距，且存在配置不均衡的状况，从医院个体的人力资源需求来看，助产管理者普遍反映人员短缺，但大多通过助产管理经验大致评估助产人力资源的缺口额，对于助产人力资源的配置应达到何种标准，尚缺乏客观、准确的评判依据。

综合国际和国内的助产人力资源现状来看，助产人力资源短缺是迫切需要解决的一个全球性普遍问题，但是各个国家和地区"缺口"的确切大小尚未明确。因此选取一个合适的预测方法明确人才缺口，是继续推进助产队伍建设的至关重要的环节。

二、助产人力资源需求预测方法及其应用

关于助产人力资源的需求预测，WHO 在 2005 年的世界健康报告《重视每个母亲和儿童的健康》中使用了"每年每位助产士能够接生 175 例分娩"的标准进行助产人力资源的需求配置[11]。但值得注意的是，175 这一数字的由来是基于一项 1992 年在撒哈拉中部 25 个国家、88 家非公立一级转诊医院进行的调查结果。随着经济水平的发展、公众卫生需求的提高，当今服务模式、服务水平等与该标准的设置环境相比，已经有了相当大的变化。正如学者 Sabine Gabrysch 的建议[12]，标准的设立应该基于接生工作量较理想的环境下，而不应是母婴死亡率较高的非洲国家。因此，该标准是否仍能用于指导当今的助产人力资源配置仍值得商榷。

近年来国内外学者在助产人力资源的需求预测方面借鉴了更多类型的预测方法，也探索了一些新的途径。目前应用于助产领域的预测方法可分为大致四个类别：基于工作量的预测方法、统计学模型、专家咨询法以及分娩率加权法，其中分娩率加权法是专门针对助产人力资源的一套预测体系，被誉为助产人力资源需求预测的"金标准"。

（一）基于工作量的预测方法

工作量是反映工作情况的重要指标，也是衡量劳动强度、确定临床人员配置的重要依据[13]。工作量的测算一直是人力资源配置领域的重要基石，将助产领域工作量测算的相关研究进行总结，主要可分为以下四个视角：以"人员需求的工作量指标"为视角、以产妇数量为视角、以各项服务时长为视角和以患者分类系统为视角。

1. 以"人员需求的工作量指标"为视角

1998 年 WHO 提出一种通用的人力资源管理工具——"人员需求的工作量指标"（Workload Indicators of Staffing Needs，WISN）（图 6-1），并在 2010 年进行了更新。它通过工作量的测算来预测医疗机构某一岗位的人员需求量。医务工作种类繁多，每一项操作都需要相应职能的卫生人员花费精力来完成，该方法的着眼点是关注医务工作者实际的工作量是多少。该预测方法的第一阶段是国家、地区或者医疗机构评定某一岗位医务人员职业范围内的操作标准，即在达到服务标准的前提下每项服务所需的平均时长。第二阶段是根据既往数据计算提供每项服务的频次，再结合其所需的平均时长来预测工作人员的工作量。主要计算公式是：员工需求量 =（每年工作总量 / 每项工作的标准劳动时长）× 补贴系数。经过这两个阶段，主要形成两个评价指标：①目前实际在岗人员数量与所需人员数量的差值；② WISN 值，即实际在岗人员数量 / 所需人员数量，WISN 值大于 1 表示配备人员充足，小于 1 则表示人员缺乏，该值用于评价员工的工作量负荷，也可用于比较类似机构的人力资源配置情况。该方法已被应用于多个国家的不同环境中 [14-19]。

有学者将 WISN 法应用到助产相关领域。坦桑尼亚学者 Nyamtema 使用 WISN 方法评估了围产期护理人员的需求量 [20]。该研究评估了坦桑尼亚首都达累斯萨拉姆的 16 家医疗机构的人员状况，针对的围产期护理人员包括护士长、护士-助产士及助理护士 ,这三者的工作职责各有侧重但也有重叠。该研究使用的主要计算公式

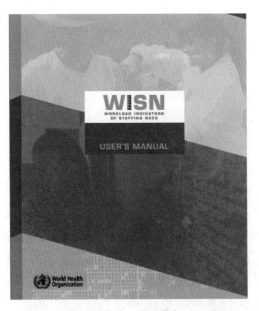

图 6-1　人员需求的工作量指标（WISN）

是：员工需求量＝（每年工作总量／每项工作的标准劳动时长）× 补贴系数，其中每年工作总量是在以往人口、出生率等数据基础上推算而来的，每项劳动的标准时长是根据本国的标准而来，比如助理护士花费在每例分娩上的时间为 3 个小时，护士-助产士作为分娩的主要负责人可能每例要花费 4 个小时，而护士长则侧重监督、管理等工作。研究结果显示，护士长的 WISN 值为 0.45～0.96，护士-助产士为 0.20～0.35，助理护士仅为 0.09～0.10。结果表明该地区的围产护理人员极其匮乏，在巨大的工作压力下围产服务质量堪忧。学者 Philip 使用 WISN 方法评估了乌干达的一家综合医院的六类不同岗位的人力资源状况 [21]，其中将助产士作为一个独立的类别进行了分析和探讨。与上述研究不同的一点是，该研究中各项工作的标准时长是通过关键人物访谈而得到的平均值。该研究显示，该院需要 72 名助产士，现有 37 名，缺口为 35 名，WISN 值仅为 0.51，为六类岗位的最低值。结果表明，该医院的助产士在全负荷工作，暂且通过延迟下班时间等措施勉强能够维持助产服务的提供，但服务质量较难保障。有学者对布基纳法索的三家医疗转诊中心的产科病房进行了护士及助产士的需求量预测，结果显示三家医院护士及助产士的 WISN 值分别为 0.68、0.79 和 2.00，显示两家医院需要配备更多护士及助产士。

作为工作量测算法的典型代表，WISN 法逐渐受到了助产管理者的关注，但该方法在助产人力资源方面的应用数量尚少。WISN 方法的应用前提是明确规定了助产服务的范围并就每项服务的标准时长达成了共识。此外，WISN 法对研究团队的人力、能力有较高要求，研究人员需要有专业的技术从大量的原始数据中提取、归纳有效信息并进行统计学分析。

2. 以产妇数量为视角

有学者认为评估助产工作量的方式之一是能为其提供助产服务的产妇数量（包括各个产程阶段的产妇）[22]。荷兰一项研究显示，荷兰助产士每年能够提供助产服务的产妇数量从 2001 年的 120 例下降到 2010 年的 105 例。澳大利亚的多项研究表明，澳大利亚每位助产士每年能够照护的产妇数量在 40～45 例，提供给每一位产妇的照护包括产前、产时、新生儿照护及产后照护。在此基础上，澳大利亚助产士的工作还包括与产科医师的合作，或者帮助其他助产士共同为高危产妇提供照护。2011 年我国广西壮族自治区 1498 家助产机构的助产士平均每年接产数为 220 例，其中综合医院 168 例（省级 113 例、市级 125 例、县级 209 例），妇幼保健院 232 例（省级 149 例、市级 187 例、县级 257 例）。北京地区 20 家医疗机构的助产情况调查结果显示，平均每位助产士每年需负责（137.92±73.09）名自然分娩的新生儿 [23]。

每年每位助产士服务的产妇数量能够比较直观地显示出特定环境下助产士的工作量负荷，也可基于未来分娩量的预测推算出相应的助产士的需求量。不过这种方法较适用于助产服务模式发展成熟的国家，每位产妇所需要的助产服务计作一个服务包，助产士需要提供的服务内容、服务量明确且清晰，用每年每位助产士提供服务的产妇数量来衡量助产工作量。

3. 以各项服务时长为视角

我国有学者尝试从工作量测量的角度评估助产相关人力资源状况，例如，运用德尔菲法评估每项母婴保健服务的平均时长，通过问卷调查全国 22 个省份、5 个自治区的 5168 所医疗机构，计算各项服务的使用频次，通过平均时长与使用频次的乘积来体现母婴保健服务总工作量，以此来计算人员需求量[24]。该研究并非针对助产人力资源，而是对母婴保健服务人员的总体评估，分别计算了我国东部、西部和中部地区的妇幼卫生工作量及需求量。另外还有采用临床路径及价值量表评估某医院产科护理人力资源配置的情况[25]，根据自然分娩、剖宫产的临床护理路径评估各项操作的服务时长，以总工作量大小来计算所需护理人员的数量，计算整体员工效能，为人员配置提供参考依据。该方法的核心是建立常见病的临床路径和测量各项服务时长，从而算出员工效能。员工效能可以较直观、动态地显示出工作负荷的变化，但该方法能否针对性地应用于助产领域尚有待进一步研究。

4. 以患者分类系统为视角

国外最普遍的人力资源配置方法是应用患者分类系统进行护理人员配置，该项研究已发展较为成熟[26]。患者分类系统作为一个动态、客观的评估工具，通常分为原型与因素型两种[27]。我国分级护理标准即属于原型分类法，由医生根据"原型患者分类系统"的评价指标得分情况将患者分类，结果带有主观性且灵活性不足。"因素型患者分类系统"是依据调研得到的护理活动项目，将护理活动按性质归入因素中，以患者每日所需的护理活动及发生频次的乘积综合计算每位患者每日所需总护理时数，能真实、动态地反映患者需求和人力资源配置状况[28]。我国有研究应用因素型产科患者分类量表测定了产科护理工作量及特征，为产科护理管理者合理配置人力资源提供了客观的数字依据，其通过对某三级甲等医院的产科 2 个病区进行为期 1 年的观察，记录护理人员的基本操作项目及操作时间，建立了该院因素性产科患者分类量表并确立了产科患者分类的时间分割点，以"0～4 h，4～6 h，>6 h"为分割点将患者分为一、二、三类，24 小时所需的产科护理服务时数分别为 2.79 h、4.92 h 和 8.76 h，平均为 5.48 h。该研究可为护理管理者提供真实的、动态的护理人力需求，也为日后助产人力资源的配置提供了思路和借鉴。

通过上述四类基于工作量的预测方法可以看出，工作量测算的理念得到学者们的广泛认可，并且在妇幼卫生人员、产科护理人员等助产相关领域进行了实践，这些都为日后针对助产工作量的测算打下了坚实的基础，提供了可靠的借鉴。由于我国幅员辽阔，助产专业发展程度各地区不同，各项助产服务的标准时长也无统一规定，上述方法在我国的应用尚需要更长时间的积累和规范。

（二）统计学模型

作为卫生人力资源需求预测的一部分，统计学模型被应用于助产人力资源的需求预测，例如英格兰卫生部门使用的 CFWI 模型[29]（Center for Workforce Intelligence，CFWI）（图 6-2）和澳大利亚使用的 HWA 模型[30]（Health Workforce Australia，HWA）（图 6-3）。英格兰人力资源中心在 2013 年研发了 CFWI 模型用于预测助产人力资源的供给量和需求量。该模型评估助产人力资源的供给量和需求量，并计算两者的差值，主要包含八个步骤：①收集数据：与众多单位合作共享历年数据库，以获得最全面的助产人力资源信息；②数据清理：通过文献回顾法和政策回顾法对数据进行清理；③建立假设：基于历史证据和服务可接受性等建立假设；④专家咨询：来自多个领域的、具备专业知识和实践经验的专家，探讨假设的可行性；⑤设定基线：做出一系列假设，包括基线情况、理想情况及不理想情况；⑥模型计算：根据数据基础预测上述三种情况的供给量和需求量；⑦验证假设：比较供给量和需求量之间的差距，并分析原因；⑧模型审核：通过结构化面试等形式考核模型的推广性和可行性。该模型考虑了毕业生数量、离退休情况、政策等对供需模型的影响，并每年进行更新。根据该模型的预测，以 2011 年的助产士数量为基线，到 2016 年需要增加 11.08% 的助产士才能满足需求。2012 年澳大利亚卫生部门进行

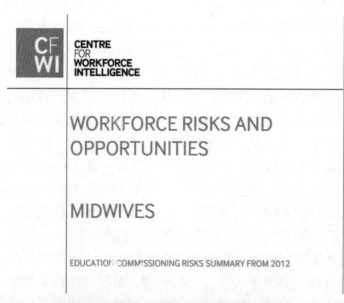

图 6-2　英格兰卫生部门使用的 CFWI 模型

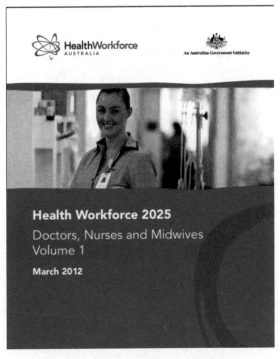

图 6-3　澳大利亚使用的 HWA 模型

了一项卫生人力资源研究，创立 HWA 模型来评估医生、护士和助产士的人力资源情况。该方法建立统计学模型进行预测，以历年数据为基础，评估入量和出量的影响因素，如毕业生、重新入职、延长工作时间、延迟退休、自然流失、离职等，从而进行短期、中期预测。HWA 模型分别以澳大利亚 2006 年人口普查数据、澳大利亚卫生和福利研究所数据以及两者数据结合做出了助产人力资源的三种情形的预测，三者的结果略有不同，但总体趋势一致，即以 2016 年、2020 年及 2025 年三个节点来看，前两个节点的助产人力资源供过于求，而在 2025 年以后将出现供不应求的状况，缺口约为 346 人。

　　通过上述两个国家的统计学模型可以看出，助产管理者尝试以往年数据为基础，考虑各方面影响因素，以推断助产人员需求量。但是目前仅有少数国家使用此类统计学模型，且模型需要依托于全国范围内的大量稳定的往年数据，因此使用该类方法预测我国助产人力资源需求量仍需要更长时间的数据积累。

（三）专家咨询法

　　专家咨询法是目前国内外人力资源预测中使用最广泛的方法之一[31]。专家咨询法包括专家会议法和德尔菲法。专家可以是某一领域有建树或权威的学者，也可以是一般的群众或卫生工作人员。它按照一定的理论，建立在实践经验、逻辑思维和逻辑推理的基础上，这类预测结果的质量主要取决于预测者的业务水平、分析综合能力以及当时外部环境对预测者的心理影响等[32]。

在助产人力资源预测方法中，专家咨询法起用较早，且应用较广泛。通过对助产士、助产管理者甚至产妇、助产学生等的调查和访谈，都较好地反映了助产机构对助产士的需求状况。国外学者在使用专家咨询法时多将该方法与其他方法相结合[33]，作为其他卫生人力资源评估方法的前奏。专家咨询法在我国目前助产人力资源研究领域占据着较重要地位。有研究咨询了 7 个省市 466 所医疗机构的围产护理管理人员[34]，评价其对围产人力资源需求状况的认知，63.4% 的调查对象认为助产士配置匮乏，但匮乏程度只能通过"非常足够、比较足够、合适、比较缺乏、非常缺乏"五个等级来显示。江苏省一项研究通过对助产管理者进行访谈，并就江苏省内 47 家医院的助产士进行问卷调查，结果显示，85% 的医院都表示助产士紧缺。虽然医院表示应该招聘更多助产士，但对于具体需求量，该方法未能给出科学、确切的数值。在一项对于助产士的配置标准的研究中[35]，通过文献回顾及现场调查等方法确定了产科重要护理项目，拟定了产科护理质量评价指标的框架，由专家通过德尔菲法最终确立指标体系及其各自权重系数，确定了指标体系的标准值。在该指标体系中，助产士的配置水平与助产服务质量均为评价产科护理质量的重要指标；对于该指标的标准值，专家建议待产床与助产士之比的 95% 参考值范围为（1:2.14 ~ 1:2.85），远高于调查中显示的 1:1.47 的现状。

虽然专家咨询法具有较大的主观性，但能真实反映行业现状，因此有学者建议将专家咨询法作为人力资源需求预测的基础环节，结合其他预测方法，提供更科学、可靠的预测。如泰国对助产行业及教育机构领导进行专家咨询，并邀请 21 名助产专家进行头脑风暴，探讨未来 20 年助产人员的需求与供给情况。在此基础上，结合了其他三种预测方法：卫生服务需求法、卫生服务需要法、人力 / 人口比值法，得出预测结果并进行了比较分析。苏格兰的护士和助产士工作量及人力资源评估项目也有类似的建议，该项目指出专家评价是使用其他预测方法的基础，使用其他预测工具得到的结果也应该与专家意见相结合，来判断该预测结果的可靠性和可行性。

专家咨询法多是由助产管理者进行现况的描述，这种主观的评价较真实地反应了临床助产人力资源的情况，虽然不能对未来人力资源的规划提供确切的预测体系，但其发挥的专业性和真实性不可忽视，是其他预测工具使用的前提和基础。

（四）分娩率加权法

在国际上，英国助产研究专家 Jean Ball 等人于 1993 年创立了"分娩率加权法"

（Birthrate PlusWorkforce Planning Methodology, BR+ ）（图 6-4），这是一种针对分娩期所需助产人力资源的配置方法，建立了为每位孕产妇提供一对一助产服务所需的助产人力配置标准。该方法属于工作负荷预测方法的一种，在预测过程中充分考虑了分娩期照护的专业特点，结合工作岗位描述，通过"产妇分类系统"将不同状况的产妇分成不同的服务需求等级（正常、较高需求），再结合不同类型产妇分娩期实际所需"助产服务时数"，最终计算所需助产士数量。该方法可以用在三大方面：①通过全国／地区的平均分娩率来计算助产士总需求量；②某机构／地区基于人口的需求计算助产士工作量；③根据各个影响因素计算某机构／地区的需求量。

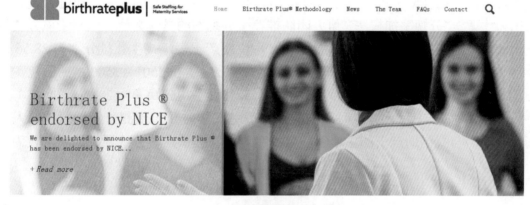

图 6-4 "分娩率加权法"（BR⁺）
注：来源https://www.birthrateplus.co.uk/

"分娩率加权法"主要由两部分组成："产妇分类系统"和助产服务时数。"产妇分类系统"量表根据孕产妇各项临床指标将其分为五个类型，该量表分为四大模块：妊娠、分娩、婴儿及其他重症护理，包括孕周、第一产程时长、干预措施、胎儿数目、分娩方式、会阴情况、婴儿体重及阿氏评分等多项指标。对每个指标进行评分从而计算每位产妇的总分，6 分为类型 I，7~9 分为类型 II，10~13 分为类型 III，14~18 分为类型 IV，19 分为类型 V。得分越高，说明其可能需要的助产服务时数也就越多，类型 V 代表最高的服务需求。助产服务时数是指从产妇进入待产室直到产妇和新生儿离开产房，进入产后病房期间的时长。对于较高服务需求的类型 III ~ V 产妇，她们在某些时段可能需要不止一位助产士为其服务，所以此三个类型产妇的助产服务时数在此基础上分别乘以系数 1.2、1.3、1.4 。也就是说，如果类型 I 、II 的产妇在待产室及产房共度过 8 小时，这代表她至少需要 8 小时的助产服务，包括直接服务、间接服务及文书的书写等；如果类型 IV 的产妇经历了 8 小时，则她可能需要 8 × 1.3 小时即 10.4 小时的助产服务。

　　"分娩率加权法"综合考虑了分娩期照护的工作量和工作时数因素，尤其适合预测分娩期照护的人力资源需求；"分娩率加权法"强调的是分娩时一对一陪伴及照护的连续性，该理念与其他国家学者的理念相符。因此，该方法被认为是助产人力资源预测的"金标准"，在多个国家和地区得到广泛应用。2001 年"分娩率加权法"在英格兰和威尔士得到应用，截至 2003 年已有 64 家医疗机构使用该方法，这些机构的年分娩量从 100 ~ 600 例到 1100 ~ 5800 例不等。苏格兰的护士及助产士工作量和人力资源配置研究项目对数种人力资源配置方法进行筛选和评分，认为"分娩率加权法"具有较高科学性并选取该方法计算苏格兰的助产士需求量（图 6-5）。随后英国国家医疗服务体系（National Health Service，NHS）使用该方法，经过了数十年的实践验证，已在欧洲多个国家得到应用，并且获得非常好的效果。通过大量数据累积和计算，"分娩率加权法"研究团队推荐了分娩率的具体数值，以利于该方法的使用和推广。根据医院年分娩量的不同，每位助产士每年接生数量分别为 28.56 例（年分娩量在 2500 例以下的医院）、27.92 例（年分娩量在 2501 ~ 3500 例的医院）和 28.72 例（年分娩量在 3501 ~ 5800 例的医院），建议平均分娩率为 28 例（图 6-6）。

　　"分娩率加权法"针对产时照护的工作量和工作时数，预测分娩期照护的人力资源需求，与我国助产士的主要实践范围在产房，提供产时分娩照护的现状较为契

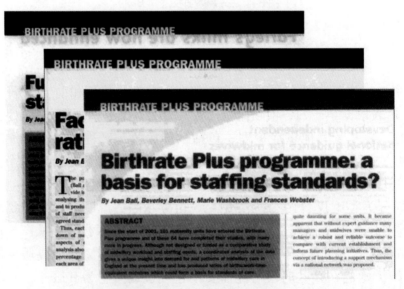

图 6-5　苏格兰对人力资源配置方法的筛选和评分

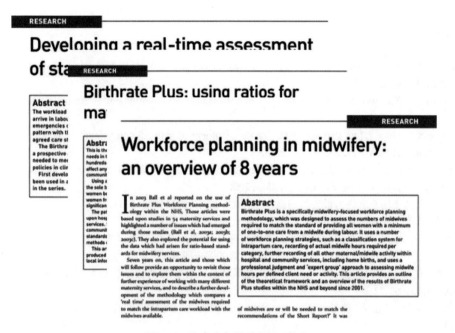

图 6-6　助产士年接生数量预测

合；"分娩率加权法"提倡延续性照护和产时一对一照护，这正为我国助产服务的发展提出了新的要求和目标，有较好的指导性和前瞻性。因此，"分娩率加权法"对我国助产人力资源的需求预测有较大的借鉴意义。

（五）在我国的应用情况

北京大学护理学院"助产与母婴健康"课题组首次应用"分娩率加权法"形成了适合我国国情的"产妇分类系统"量表，包括 4 个模块，分别是妊娠、待产、干预模块，分娩模块，婴儿模块和其他重症护理模块，共 17 个条目。使用分娩过程中及分娩结局相关的重要临床指标，保证了指标覆盖的全面性；经过专家讨论和预实验，保证量表能够较为准确地反映我国助产现状，指导产妇分类，并应用于北京、内蒙古、云南、新疆等省市自治区，了解各地各级医院的产妇类型及其所需助产服务时数，计算助产士需求量，其中北京地区的调查结果显示各医院的产妇类型分布趋势相同，产妇类型比例差异体现了不同层级医院的特点。调查所得助产服务时数能够反映我国助产服务现状且符合中国国情，助产服务时数受到产妇类型和医院层级的双重影响。对助产士需求量的预测显示我国每位助产士每年照护的产妇数量较多，且助产队伍亟需加强，以保证服务质量、拓展服务范围。这为助产人力资源的需求预测研究以及助产人力资源的规划提供了参考依据。

参考文献

[1]   Reed A, Roberts JE. State regulation of midwives: issues and options[J]. Journal of Midwifery & Women's Health, 2000, 45(2): 130-149.

[2]   Williams DR. Preserving midwifery practice in a managed care environment[J]. Journal of Nurse-Midwifery, 1999, 44(4): 375-383.

[3]   Caroline S.E, Homer, Lyn Passant, et al. The development of national competency standards for the midwife in Australia[J]. Midwifery, 2006(23): 350-356.

[4]   World Health Organization. Consensus on essential competencies of skilled attendant in the African region [R]. Brazzaville: Report of Regional Consultation, 2006.

[5]   王德慧. 助产士核心胜任力量表的编制及测评[D]. 北京: 北京大学, 2011.

[6]   殷雅贞. 助产士核心胜任力指标体系构建[D]. 北京: 北京大学, 2015.

[7]   李丹丹, 罗树生, 安琳. 全国助产技术人力资源现况研究[J]. 中国妇幼保健, 2014, 29(07): 993-996.

[8]   张贤. 北京市助产士核心胜任力现状及影响因素的调查研究[D]. 北京: 北京大学, 2012.

[9]   魏碧蓉, 杨丽全, 郑建盛, 等. 福建省助产技术队伍人力资源现状分析及对策[J]. 中国生育健康杂志, 2008, 19(02): 69-72.

[10]   施凤, 马常兰, 王正值. 江苏省部分地区助产士结构与需求现况调查[J]. 护理研究, 2013, 27(35): 4012-4013.

[11]   World Health Organization. World Health Report[R]. Geneva: 2005.

[12]   Gabrysch S, Zanger P, Seneviratne HR, et al. Tracking progress towards safe motherhood: meeting the benchmark yet missing the goal? An appeal for better use of health-system output indicators with evidence from Zambia and Sri Lanka[J]. Tropical Medicine & International Health, 2011, 16(5): 627-639.

[13]   胥小芳, 张海燕. 工时测量法在我国护理人力资源配置中的应用现状[J]. 中国护理管理, 2010, 10(6): 71-74.

[14]   Mbwele B, Reddy E, Reyburn H. A rapid assessment of the quality of neonatal healthcare in Kilimanjaro region, northeast Tanzania[J]. BMC Pediatr, 2012, 12: 182.

[15]   McQuide PA, Kolehmainen-Aitken RL, Forster N. Applying the workload indicators of staffing need (WISN) method in Namibia: challenges and implications for human resources for health policy[J]. Human Resources for Health, 2013, 11: 64.

[16]   Daviaud E. How much is not enough? Human resources requirements for primary health care: a case study from South Africa[J]. Bulletin of the World Health Organization, 2008, 86(1): 46-51.

[17]   Swapnil S, Rabindra NR. Nursing Personnel Planning for Rural Hospitals in Burdwan District, West Bengal, India, Using Workload Indicators of Staffing Needs[J]. Journal of Health, Population and Nutrition, 2014, 32(4): 658-664.

[18]   Musau P, Nyongesa P, Shikhule A, et al. Workload Indicators of Staffing Need Method in Determing Optimal Staffing Levels at MOI Teaching and Referral Hospitals[J]. East African Medical Journal, 2008, 85(5): 232-239.

[19]   Antarou L, Kouanda S, Ridde V. Nursing and midwife staffing needs in maternity wards in Burkina Faso referral hospitals[J]. Human Resources for Health, 2014, 12(Suppl 1): S8.

[20]   Nyamtema AS, Urassa DP, Massawe S. Staffing Needs for Quality Perinatal Care in Tanzania[J]. African Journal of Reproductive Health, 2008, 12(3): 113-124.

[21]   Philip G, John FM, Simon PK. Application of Workload Indicators of Staffing Needs (WISN) in Determining Health Workers' Requirements for Mityana General Hospital, Uganda[J]. International Journal of Public Health Research, 2015, 3(5): 254-263.

[22]   Wiegers TA, Warmelink JC, Spelten ER, et al. Work and workload of Dutch primary care midwives in

2010[J]. Midwifery, 2014, 30(9): 991-997.

[23] 杨美洁, 许亚红, 姜梅, 等. 北京地区助产士人力资源及助产模式的现状调查及分析[J]. 中华现代护理杂志, 2015, 21(30): 3601-3605.

[24] Song P, Ren Z, Theodoratou E, et al. An analysis of women's and children's health professional requirements in China in 2010 based on workload[J]. BMC Health Services Research, 2014,14(1): 589.

[25] 胡牧, 郑菊莱, 杜圣普, 等. 采用临床路径及价值量表对某医院产科护理人力资源配置的评估[J]. 中国医院, 2009(06): 42-44.

[26] Sheila AH. Patient Classification Systerms: A Self-Fulfilling Prophecy[J]. Nursing Management, 1988,19(5): 56-62.

[27] 孙红, 蔡虻, 郭红, 等. 病人分类系统应用于护理人力配置的研究进展[J]. 中华护理杂志, 2007, 42(7): 600-602.

[28] 鲁桂兰, 夏春香, 沙莉, 等. 病人分类系统在优质护理服务病区护理人力资源配置中的应用[J]. 护理研究, 2015(03): 280-283.

[29] Future midwifery workforce projections[R]. London: Center for Workforce Intelligence, 2011.

[30] Health Workforce Australia 2012: Health Workforce 2025[R]. Adelaide: Health Workforce Australia, 2012.

[31] 刘飞跃, 肖水源, 曾望军, 等. 卫生人力资源需求预测方法学研究——基于卫生人力规划的视角[J]. 中国卫生事业管理, 2012(12): 887-890.

[32] 宛小燕, 曾诚, 王星月, 等. 浅谈卫生人力资源的预测方法[J]. 中国卫生事业管理, 2004(4): 250-251.

[33] McKenna H, Hasson F. A study of skill mix issues in midwifery: a multimethod approach[J]. Journal of Advanced Nursing, 2002,37(1):52-61.

[34] 孙晓宁. 中国经济发达地区围产护理人力资源配置现状调查研究[D]. 广州: 南方医科大学, 2014.

[35] 于秀荣, 叶文琴, 蔺香云, 等. 产科护理质量评价指标体系的研究[J]. 中华护理杂志, 2006(12): 1080-1084.

第三篇

助产教育与认证

第七章　国内外助产教育与认证现状

一、国际助产教育及认证现状

　　助产教育的发展历史悠久。在早期的犹太人和基督徒的文学作品里，助产士被称为"智慧的女人"，其主要工作是使得妇女和儿童得以存活，尽管这项工作对于社会来说很重要，但仍然不被视为必须得到尊重的工作，因此并没有形成正规的助产教育，只是根据实践经验学习助产技术。随着人类历史的发展，第一部助产职业法典诞生，17 世纪产钳的发明，19 世纪产科麻醉技术的应用以及产褥热得以控制的情况下，在助产逐步专业化的同时，助产教育也逐步向正规化发展。现代社会，在大部分西方国家，助产专业已然成为独立的专业并拥有独立规范的助产教育与认证体系。在发达国家助产士的教育有很清楚的层次，分为学士、硕士和博士，不同层次的人员在工作中所承担的责任有所不同。基于助产士的工作性质和内容，世界卫生组织建议助产教育应基于大学教育，服从学院的学制和学位规定。

　　目前国际上助产士的培养主要有三种模式，一种为直接培养模式，起点为高中应届毕业生，这类教育要先进行 18 个月的护理、医疗或相关卫生从业人员的基本理论和实践技能学习，学习内容应尽可能与生殖健康和初级卫生保健相关，然后再进行助产专业的学习，其中理论课时与实践课时比例相等。在美国、加拿大、新西兰、澳大利亚及大部分欧洲国家助产教育主导模式为直接培养模式。第二种是在护理基础上的助产教育模式，进入这类教育项目学习的学生已经完成基础护理教育，一般对于普通的注册护士，学制为 18 个月，对于没有普通护士资质的人，因为在学习助产之前要先掌握基本的护士技能，所以教育和培训的时间需延长。第三种是护士-助产士联合培养模式，护理与助产经常被合在一起学习，如芬兰和爱沙尼亚是 4 年半的护士-助产士双学位教育项目，澳大利亚也有开设护士-助产士直接培养模式的学校。在这一联合教学中，应保证助产部分教育课程的时长足够长，从而获得与安全有效助产相关的知识和技能。典型的助产教育项目一般为期 18 个月，这样所有的学生（包括直接培养的学生）都有相同的学制和学习内容。如果有必要，护理部分的学习时间可以长于 18 个月。尤为重要的是，助产课程的学习无论是采用何种教育形式，都应当以培养合格的助产人员为目的。下面以典型国家和地区为例介绍国际助产教育及认证现状。

(一)欧洲

德国是开展助产专业最古老的欧洲国家之一，助产学在19世纪已成为独立的专业，其法律要求每个妇女都应获得助产服务，20世纪30年代已制定了完善的助产士法和独立于护理的助产教育模式[1]。

荷兰被认为是欧洲助产发展的典范。它在18世纪中期就出现了地方医疗机构培训助产士和进行助产士注册登记的记载；1818年，荷兰政府正式通过第一个《助产士管理条例》，并承认助产士在分娩服务中的合法地位；1865年，助产士从医学实践中分离出来，成为独立的医疗执业者；1941年，荷兰制定了区分正常分娩和高危分娩的条例，并且规定那些处于正常条件的孕产妇，只有接受助产士的服务才能获得免费医疗，从而赋予了助产士独特的专业地位，促进了正常分娩。据统计，2002年荷兰社区分娩率达34%，婴儿死亡率为5%，剖宫产率为12%～13%。可见，荷兰完善的助产服务体系和助产士独特的专业地位与国家政策支持是密不可分的。荷兰助产教育是直接培养模式，不需要前期的护理专业培训，其中格罗宁根、阿姆斯特丹、鹿特丹和马斯特里赫特（Groningen, Amsterdam, Rotterdam and Maastricht）四所大学开展了助产教育项目，完成学习后可取得学士学位。

在19世纪，瑞典的助产士已是一种职业[2]，负责接生。1829年开始允许助产士应用产钳助产。20世纪初期，瑞典已开始有助产专业，当时主要是社区将女孩子送到城市医院培训2～4年，获得注册护士-助产士专业证书和资格后，又返回自己的社区从事妇女保健工作，如完成基础护理、产前保健、正常产的助产等工作。自1977年以来，助产专业教育在瑞典已成为高等医学院校和医学专业之一，其学制也随之延长。例如，完成高中教育后，进行3年护理学教育和1年半助产专业教育，完成学业后，获得大学毕业证书及工作合格执照，如果学习者申请学位，可以获得学士学位。完成学业既可以参加工作，也可以继续攻读学位。

英国助产教育的发展始于1902年"助产士运动"，在与医疗专业进行了12年的交涉后，英国最终通过了助产士注册制度，并成立了护士-助产士协会（Nursing and Midwifery Council，NMC）。到2002年，英国的护士-助产士协会宣布英国助产、护士及健康访视成为三个独立的专业，各自实行自我管理制度，从此，助产学的专业教育也像护理教育一样，实行独立培养模式。目前，所有行医助产士必须在护士-助产士协会注册登记，并由当地经主管单位授权的助产士监理领导。每3年要经过护士-助产士协会继续教育和临床实践审核通过，才能继续行医。英国大部分助产士都是直接培养模式，即3～4年的大学课程，其中包括近一半的临床实践，实践地点包括家庭、社区、医院以及其他产科服务中心，学习自然分娩、并发症识别、紧急状况处理以及沟通合作等内容。毕业后获得助产专业学士学位，然后申请注册成为助产士。助产士教育在英国为免费教育，学生还可以申请助学金。注册护士也可以通过完成 18 个月的助产专业课程取得助产专业学士学位，然而，这条途径只对成人科护士有效，儿科、精神科及康复科护士必须完成整 3 年的助产课程才能成为助产士。

（二）美洲

美国助产学起源于 1915 年，1925 年曼哈顿助产学校开展第一个培训注册护士助产学内容的项目。1955 年 11 月 12 日，美国护士与助产士学会（American College of Nurse-Midwives, ACNM）成立大会在美国堪萨斯州举行，1956 年被纳入国际助产联盟[3]。目前，该学会作为助产士专业机构，负责制定助产士教育标准、执行助产士资格认证、支持助产立法及政策制定、促进助产专业发展等。美国助产士的培养是以硕士及以上水平的教育为基础，从 2010 年起，进入助产实践人员必须拥有硕士及以上学位。美国的助产士包括注册护士助产士（certified nurse-midwife, CNM），注册助产士（certified midwife, CM）和注册专业助产士（certified professional midwife, CPM）三种[4]。2015 年度报告显示，美国有 11 194 名注册护士助产士和 97 名注册助产士。并且注册护士助产士作为高级实践护士（advanced practiced nurse, APN）在全部 50 个州有执业许可，可以独立地提供权利范围内的卫生保健服务。申请注册护士助产士教育项目要求申请者必须拥有学士学位，部分项目要求申请者有注册护士（registered nurse, RN）执照。如果申请者有学士学位，但没有护士执照，一些项目要求在助产士项目学习开始之前必须取得护士执照，另一些项目允许在研究生教育开始之前取得护士执照；如果申请者是注册护士，但没有学士学位，一些项目在开始助产内容的学习之前会提供一些桥梁课程，另外一些则要求在开始助产项目学习之前取得学士学位。除此之外，在临床实践方面也有相应的要求，技能素养要满足美国护士与助产士学会 2008 年提出的助产教育核心胜任力，实践过程要在美国助产认证委员会认证的注册护士助产士 / 注册助产士，或具有相应临床经验和教学水平的高级实践护士的监督下进行，临床实践内容要囊括妇女在整个生命周期内的初级保健，包括生殖健康照护、妊娠和分娩、正常新生儿照护、男性伴侣的性传播感染处理等内容。完成美国护士与助产士学会认证的教育项目之后，要通过项目完成主任的验证，在同时具备护士执照和硕士学位的情况下可以申请认证考试，通过考试即可成为一名注册护士助产士。证书在获得后第五年的 12 月 31 日失效，因此，注册护士助产士每五年都要进行再认证。再认证也被称为证书维护程序（certificate maintenance program），是为了促进注册护士助产士知识和技能的不断更新。未在规定时间内完成再认证的注册护士助产士将无法获得新的证书，将可能无法继续在原来的岗位上工作（取决于各州规定）。

加拿大在 20 世纪 90 年代提出恢复正规的助产专业 [5]。加拿大 10 个省和 3 个特区中有 5 个省和特区设有 4 年制助产士，直接培养学士学位。每个项目执行考试由各自的省级监管机构管理。目前，加拿大一些省和特区对助产士进行规范化管理，有些则没有。在所有受监管的省和特区内，学生毕业后必须完成省级监管机构的评估，并在监管当局进行登记注册，才能以助产士的身份合法执业 [6]。

（三）大洋洲

新西兰在 1990 年将助产学独立为一门学科后，护士修正案（Nurse Amendment Act）将助产专业从护理专业独立出来，重新建立了助产学专业及相关法律，并且申明助产学和护理学是两门独立的学科。自 1992 年以来，助产教育体系的发展已经在专业机构（新西兰助产士学院）和教育机构之间的协作下日益完善。目前，新西兰助产教育为三年全日制或非全日制课程，毕业后可获得学士学位，每年完成至少 45 周的课程。注册护士或有相关学位或学习经验者可以减免一些课程，最短的学习周期为 2 年。在新西兰有 4 个助产教育本科项目，分别由奥塔哥理工学院（Otago Polytechnic）、基督城理工学院（Christchurch Polytechnic Institute of Technology, CPIT）、怀卡托理工学院（Waikato Institute of Technology）和奥克兰理工大学（Auckland University of Technology）提供。每个助产项目的课程稍有不同，但是都必须符合新西兰助产士协会（Midwifery Council of New Zealand）制定的标准和要求。学生想成为新西兰的助产士，理论方面要完成经过认证的助产专业教育项目（以上 4 项之一），实践方面要参与至少 40 例正常分娩助产工作，同时需要得到所就读学校的注册推荐，并通过助产士协会的全国统考才能进行认证注册。注册后的助产士每年年初需要进行再认证，以保持良好的专业竞争力。

澳大利亚从 1989 年起要求助产士在注册前最低学历为三年的大学教育。2002 年，澳大利亚尝试了护理与助产双学位四年制培养，但由于无法达到标准，与国际助产士不兼容而失败。目前，澳大利亚助产教育以三年全日制本科助产课程为主，学生毕业后可获得助产学士学位。如果他们完成额外的一年全日制课程，将获得助产学荣誉学士学位。另外，还为注册助产士或注册护士开设了助产研究生项目。注册助产士毕业后将获得助产硕士学位，但是注册护士毕业后将获得助产学士学位或同等学历。澳大利亚助产士注册工作由澳大利亚护士与助产士协会（Nursing and Midwifery Board of Australia，NMBA）承担。在作为助产士合法执业前，所有助产士和护士都必须经过澳大利亚护士与助产士协会的认证，并在澳大利亚卫生从业者管理局（Australian Health Practitioner Regulation Agency，AHPRA）进行登记。

（四）亚洲

日本的助产学教育开始于 1868 年，日本助产士学会（the Japanese Midwives Association）成立于 1955 年，同年加入国际助产联盟。目前为止，助产士必须通过国家注册考试才能成为合格的助产士。在日本，助产教育可以通过多种途径获得：4 年制助产本科教育，完成 3 年护理教育后再接受为期 1 年的助产专科培训或完成本科教育后再进行 2 年的助产研究生教育等 [7]。

二、国内助产教育及认证现状

在我国，目前助产学专业从属于护理学专业，没有独立的专业体系，助产教育相对于整个高等教育明显落后，有调查显示助产士的学历层次和职称结构普遍偏低，这与我国助产教育背景有关。我国的助产士教育开始于 20 世纪 20 年代。1929 年，中国妇幼卫生事业的奠基人杨崇瑞博士在北京开办了第一所国立助产学校 [8]。然而 1958 年以后，助产学校的教育逐渐萎缩，1976 年后完全取消了助产专业学科，我国助产士的培养又从正规教育退回到学徒制。1980 年原卫生部指出：在省、市、县中级卫生学校开设和增加助产士培养，并规定了中专助产专业设置标准，但由于受助产专业毕业生数量和质量所限，目前我国助产士的实际来源是以大、中专毕业的护士为主，到产房工作后接受临床培训（多为 3 个月）而成为助产士。而各医院的临床实践和培训方式又自成体系，缺乏统一的助产士规范化培训模式和标准。在护理教育中，助产实践仅仅是短期的临床见习和实习，远远不能满足助产专业的规范化教育需求。同时由于高等助产教育项目的匮乏和专业培训的欠缺，临床助产士在继续教育中没有专业深造的可能，只能选择护理专业的课程进行学习，这给临床助产士专科知识和技能的更新，专业能力的发展带来了极大的障碍。为此，2012 年 2 月，我国原卫生部颁布了《贯彻 2011—2020 年中国妇女儿童发展纲要实施方案》，其中特别指出：要加强助产技术准入与管理，加强妇幼卫生队伍建设，充分发挥高等学校学科建设和人才培养方面的优势，加强妇幼卫生师资队伍建设和学科建设。同年，北京大学护理学院"助产与母婴健康"课题组在原国家卫计委、中国妇幼保健协会、联合国人口基金和联合国儿童基金会的共同支持下设立了符合中国国情的助产专业大专教育及本科教育的培养目标和课程体系框架。在此基础上，2014 年，我国原卫计委委托 8 所高等院校开展本科助产教育试点工作，探索我国助产教育的新途径。

在专业准入制度上，目前的现状是：一方面助产士必须通过"护士执业资格考试"，取得"护士执业证书"，导致助产士教育无法摆脱护士教育体系（培养目标、课程体系、考核要求等）；另一方面，助产士目前主要的执业资格"准入证"是"母婴保健技术考核合格证"，这个证件要求助产士必需从学校毕业一年后才能参加相应考试。另外，缺乏助产士专业继续教育体系，专业能力得不到提升且缺乏有力监督。这些因素都严重影响了助产士专业的发展。助产士由于缺乏独立的注册、管理体系，角色逐渐边缘化，助产士专业定位、工作职责定位模糊，在医院目前的管理模式下，相比于护士，助产士专业性更强、就业面更窄、风险更高而收入低、地位低，造成助产专业停滞不前。因此，迫切需要有相应的行政政策支持，以保障助产教育出口的完善以及助产专业教育的持续化发展，促进我国对助产士教育、注册、晋升的规范管理，尽快与国际接轨。

第八章 以核心胜任力为导向的助产教育发展

核心胜任力代表了一个专业最核心的特点和要求，在一定程度上体现了专业的精神面貌和专业文化。国际助产联盟认为助产核心胜任力作为衡量助产士能力的综合指标，应该作为助产教育的基础。

我国原卫生部在《贯彻2011—2020年中国妇女儿童发展纲要实施方案》中特别指出要强化助产士教育，加强助产士队伍建设。2011年，北京大学护理学院"助产与母婴健康"课题组在原国家卫计委、联合国人口基金和中国妇幼保健协会的共同支持下参与原卫生部/联合国人口基金第七周期国别方案（2011—2015）"加强助产教育，促进母婴健康"项目，以助产士核心胜任力为基础，进行助产教育方面的研究。

进一步完善我国的助产专业高等教育课程体系是发展规范化助产教育、提高助产士核心胜任力、推动助产专业可持续发展的有效途径。因此，2012—2013年北京大学护理学院"助产与母婴健康"课题组在原国家卫计委、中国妇幼保健协会、联合国人口基金和联合国儿童基金会的共同支持下，以国际助产联盟规定的助产士核心胜任力范畴为依据，参考世界卫生组织关于助产教育的建议，结合我国国情，构建出我国助产专业大专教育及本科教育课程体系框架，以期为进一步建立、完善规范化的助产专业教育体系，发展助产学科提供参考和依据。

一、助产专业大专教育课程体系框架

（一）培养目标

1. 总体目标

培养适应我国医疗事业发展需要的，德智体美全面发展的，掌握助产和妇幼保健的基本知识、基本理论和基本技能及相关学科的基本知识，具有良好的职业道德、人文素养、实践能力，毕业后能在各级医疗、预防、保健机构从事助产、母婴保健及计划生育等工作的高等技能型助产专门人才。

2.阶段目标

第一阶段（第一学年）：通过思想政治及其他医学、人文课的学习，树立基本的人文价值观及信念，掌握必要的基础医学知识，通过临床的见习，熟悉助产的工作环境及内容，了解个体、家庭及社区健康评估的内容及方法。

第二阶段（第二学年）：通过理论学习、在校实训及临床见习，掌握助产的基本知识、基本理论和基本技能，掌握正常产程处理的基本原则，熟悉内科、外科、妇科、儿科常见疾病的表现及处理。

第三阶段（第三学年）：通过临床的实践活动，能熟练进行各项助产技术基本操作，熟悉健康教育与咨询的基本方法，掌握平产接生手法，具备通过与他人合作，为围婚期、围孕期、围生期的个体、家庭及社区提供健康教育的基本能力。

（二）课程设置

1.课程安排

采用"渐进式"课程设置模式（早期接触临床）。

公共基础课、医学基础课及助产专业课的学习为2年，临床实习为1年。人文社会学课程贯穿于全学程。

（1）主干学科：基础医学、助产学、人文社会学。

（2）主要课程：包括公共基础课、医学基础课、助产专业课及人文社会学课程，其中人文社会学课程应达到一定的比例（10%～15%）。

助产专业是一门实践性学科，应保证一定学时的实践课程比例，其中理论课程与实践课程（不包括毕业实习）的比例应保证在1:0.4以上，毕业实习应不少于36周。

2.课程设置与学时数

必修课开设32门课程，总学分为104学分，总共有1908学时，理论与实践课时比为1:0.4，毕业实习40周。

公共基础课应包括：计算机、英语、政治、哲学、法律、体育等相关课程。

医学基础课应包括：人体解剖学、生理学、生物化学、病原微生物与免疫学、病理学、药理学、胚胎与遗传咨询等相关课程。

助产专业课应包括：①护理部分：基础护理学、内科护理学、外科护理学、儿科护理学等课程。②助产部分：助产学、妇科护理学、围产期营养学、生殖健康与计划生育、妇幼保健。③助产专业相关课程：健康评估、精神卫生（含围产期）、急救技术、中医基础学。

　　人文社会学课程应包括：医学伦理学、助产学发展史、人际沟通、就业指导等相关课程。

　　所有必修课如下所示（图 8-1、图 8-2）：

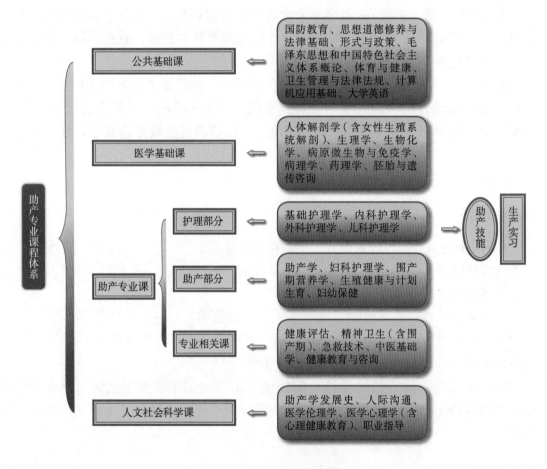

图 8-1　助产专业课程体系的建立

（所有课程均为必修课；理论与实践课时比为1：0.4）

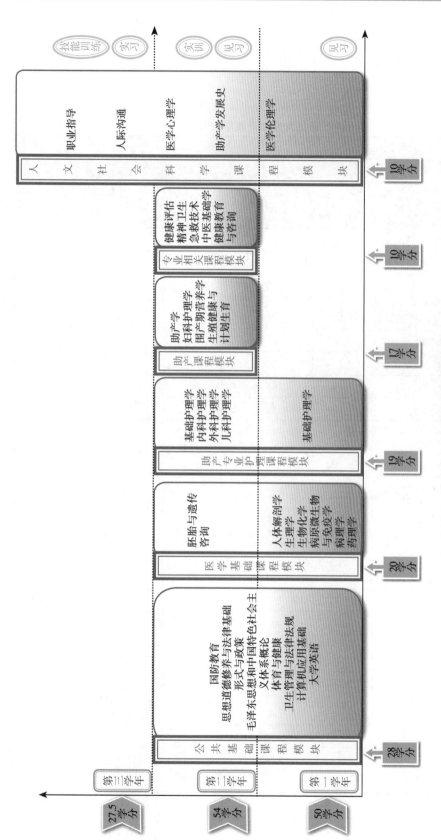

图 8-2 助产专业大专教育课程模块分配

（所有课程均为必修课；理论课学时与实践课学时之比为1：0.4；理论课学时与学分的关系为18：1，实践课学时与学分的关系为36：1）

（三）教学进程表（表8-1）

表8-1　助产专业大专教育教学进程表

类别	类型		学习领域（课程名称）	学分	学时分配			按学年及学期安排周学时数						备注
					总学时	理论	实践	1 16周	2 18周	3 18周	4 18周	5 18周	6 18周	
公共基础课	必修		国防教育	2	72	12	60	2						职业指导（讲座，1学分）
			思想道德修养与法律基础	3	54	45	9	3						助产技能训练（2学分）
			形势与政策	1	18	18	0			2/1-9				临床实习（40周）
			毛泽东思想和中国特色社会主义理论体系概论	4	72	60	12		4					
			体育与健康	4	72	4	68	2	2					
			卫生法律法规	2	36	28	8	2						
			计算机应用基础	4	72	48	24	4						
			大学英语	8	144	128	16	2	2	2				
医学基础课	必修		人体解剖学（含女性生殖系统解剖）	6	108	104	4	8/4						内科4周（2.5学分）
			病原微生物与免疫学	2	36	28	8		2					外科4周（2.5学分）
			生理学	2	36	24	12		2					妇科6周（3.5学分）
			生物化学	2	36	36	0		2					
			病理学	4	72	56	16		4					
			药理学	2	36	36	0		2					
			胚胎与遗传咨询	2	36	24	12			2				
助产专业课	护理部分	必修	基础护理学	6	108	54	54			2	4			产科16周（10学分）（产前4周、产时10周、产后2周）
			内科护理学	6	108	88	20				4	2		
			外科护理学	4	72	60	12				4			
			儿科护理学	3	54	40	14					2		
	助产部分	必修	助产学	8	144	104	40				2	6		计划生育4周（2.5学分）
			妇科护理学	4	72	60	12					4		儿科6周（3.5学分）
			围产期营养学	2	36	36	0					2		
			生殖健康与计划生育	2	36	24	12				2			机动
			妇幼保健	1	18	18	0					2		

续表

类别	类型	学习领域（课程名称）	学分	学时分配			按学年及学期安排周学时数					
				总学时	理论	实践	1 16周	2 18周	3 18周	4 18周	5 18周	6 18周
助产相关	必修	健康评估	4	72	42	30			4			
		精神卫生（含围产期）	2	36	30	6				2		
		急救技术	2	36	24	12			2			
		健康教育与咨询	2	36	36	0				2		
		中医学基础	2	36	36		2					
人文社会学课	必修	助产学发展史	2	36	36	0		2				
		人际沟通	1	18	6	12				2		
		医学伦理学	2	36	30	6				2		
		医学心理学（含心理健康教育）	2	36	30	6				2		
		就业指导	1	18	18	0						
	选修	大学语文	2	36	36	0	2					
		临终关怀	1.5	27	27	0			2			
		康复学	2	36	36	0			2			
		护理礼仪	1	18	12	6						
		中国传统文化概论	1.5	27	27	0						
		家庭保健	1.5	27	27	0						
		文学与艺术欣赏	2	36	36	0	2					
		文学写作	2	36	36	0		2				
		中外美术鉴赏	1.5	27	27	0		2				
总学时（学分）及周学时			104	1908	1423	485	27/23	24	28	26		

注：选修课学分及课时未计入内。

二、助产本科教育课程体系框架

（一）助产本科教育培养目标

1. 总体目标

培养适应我国医疗卫生事业发展需要的，德智体美全面发展；掌握与助产学相关的自然科学、人文社会科学的基本知识、基本理论和基本技能；具有独立从事临床助产工作的能力；具备基本的护理能力，初步的教学能力、管理能力及科研能力；具备终身学习潜力和良好职业素养；具备在各级医疗、预防、保健机构从事助产、母婴保健及计划生育等工作的专业人才。

2. 阶段目标

第一阶段（第一学年）：通过思想政治、人文课的学习，培养基本的人文价值观及信念；通过部分相关基础课的学习，掌握必要的相关知识；通过临床的见习，了解助产的工作环境及内容。

第二阶段（第二学年）：通过部分相关基础课的学习，掌握必要的相关知识；通过理论学习及临床实践，熟悉助产的工作环境及内容；通过理论学习与实践，具备对个体、家庭及社区的妇女和儿童的健康评估。

第三阶段（第三学年）：熟悉助产学的发展及基本概念；通过理论学习、校内实训及临床实践，了解内、外科常见疾病的处理；通过理论学习及校内实训，熟悉急救技术。

第四阶段（第四学年）：通过理论学习、校内实训及临床实践，熟悉助产的基本知识、基本理论及操作技能；熟悉产科常见疾病的处理；熟悉妇、儿科常见疾病的处理；通过社区见习，了解社区妇幼保健的基本流程与方法；熟悉教育学、科研设计及管理学的基本理论、基本方法。

第五阶段（第五学年）：通过临床实践活动，能正确执行助产操作；能掌握与助产专业相关的内外科疾病的护理、理论知识及操作技能；能掌握与产科危重症病人抢救的操作技术；完成一份助产专业相关的科研设计、文献综述或个案；能正确的选择健康教育与促进的理论与方法，为围婚期、围孕期、围生期的个体、家庭及社区提供个性化的健康教育咨询与指导。

（二）助产本科教育课程体系框架

采用"渐进式"课程设置模式（早期接触临床）。

公共必修课程第一轮专家统计结果较为统一，且为国家规定必修课程，因此不进入第二轮专用咨询。

所有必修课如下所示（图8-3、图8-4）：

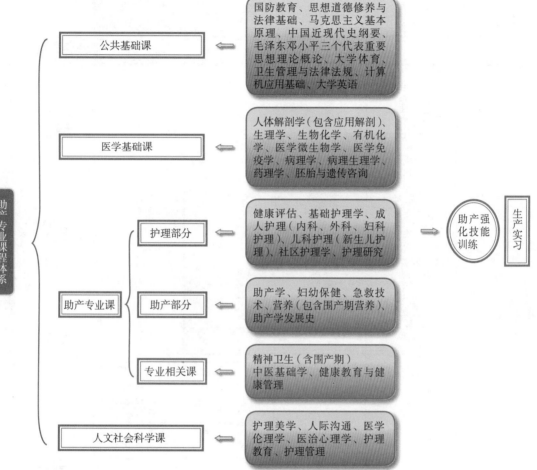

图 8-3　助产本科教育课程体系的建立

（所有课程均为必修课）

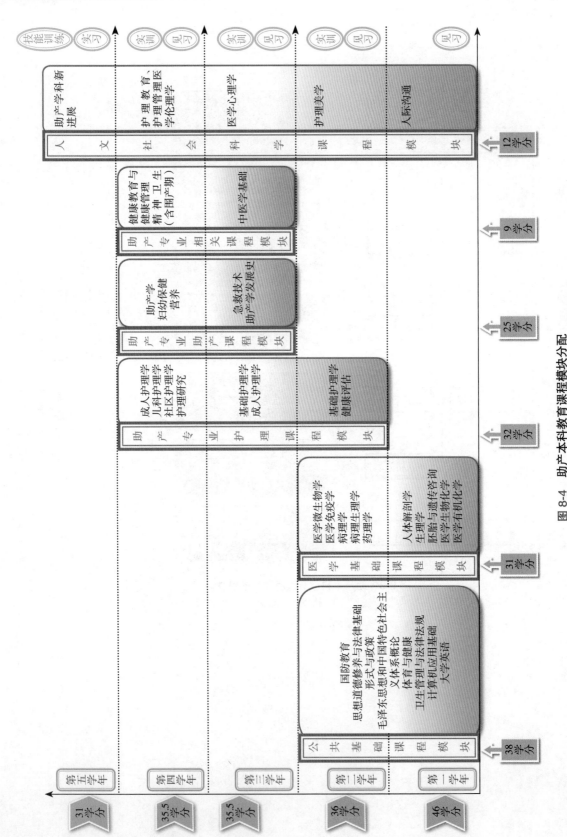

图 8-4 助产本科教育课程模块分配

（所有课程均为必修课；理论课学时与实践课学时之比为1:0.5；理论课学时与学分的关系为18:1，实践课为36:1）

（三）助产本科教育教学进程方案（表8-2）

表8-2 助产本科教育教学进程表

顺序	课程名称	学分	学时分配			按学年及学期安排周学时数									
						第一学年		第二学年		第三学年		第四学年		第五学年	
						1	2	3	4	5	6	7	8	9	10
			总学时	理论	实践	16周	18周	18周	18周	18周	18周	18周	18周	50周	
1	军事理论	2	45	45	0	45*1								临床实习48周	
2	思想道德修养与法律基础	3	36	36	0	2								内科4周（2.5学分）	
3	马克思主义原理概论	3	54	54	0	3									
4	中国近现代史纲要	2	36	36	0		2							外科4周（2.5学分）	
5	形式与政策	1	18	18	0		1							妇科6周（3.5学分）	
6	计算机概论	3	72	36	36		2/1								
7	人际沟通	2	36	36	0		2							产科16周（10学分）	
8	毛泽东思想、邓小平理论和三个代表重要思想概论	4	72	72	0				4					（产前4周、产时10周、产后2周）	
9	体育	4	144	0	144	2	2	2	2						
10	大学英语	16	280	280	0	4	4	4	4						
11	人体解剖学（包含应用解剖）	5	108	72	36	4/1									
12	生理学	4	90	54	36	3/1									
13	医学有机化学	4	90	54	36		3/1								
14	医学生物化学	3	72	36	36		2/1								
15	胚胎与遗传咨询	4	90	54	36		3/1								
16	医学微生物学	2.5	54	36	18			1/1							
17	医学免疫学	2.5	54	36	18				1/1					计划生育4周（2.5学分）	
18	病理学	2	36	36	0			2						儿科6周（3.5学分）	
19	病理生理学	2	36	36	0			2							
20	药理学	2	36	36	0			2						社区4周（2.5学分）	
21	护理美学	1	18	18	0				2						
22	基础护理学	6	144	72	72				4	2				精神科4周（2.5学分）	
23	健康评估	4	90	54	36				4						
24	成人护理（包含内科、外科、妇科护理）	12	288	144	144					6/3		2/1		科研报告1周（1.5学分）机动	

续表

顺序	课程名称	学分	学时分配			按学年及学期安排周学时数									
						第一学年		第二学年		第三学年		第四学年		第五学年	
						1	2	3	4	5	6	7	8	9	10
			总学时	理论	实践	16周	18周	18周	18周	18周	18周	18周	18周	50周	
25	急救技术	3	54	36	18					2/1					
26	中医基础学	3	54	54	0					4					
27	助产学发展史	3	54	54	0						4				
28	儿科护理（包含新生儿护理）	4.5	108	54	54						3/1.5				
29	护理研究	2	45	32	4						2				
30	医学心理学（含心理健康教育）	2	36	36	0						2				
31	精神卫生（含围产期）	3	72	36	36						2/1				
32	社区护理学	3.5	72	54	18							3/.5			
33	助产学	9	252	144	108							6	4		
34	营养（包含围产期营养）	3	54	54	0							2			
35	健康教育与健康管理	3	54	50	4							2			
36	妇幼保健	4	90	54	36								4		
37	助产技能强化训练	3	90	0	90								4		
38	护理教育	2	36	32	4								2		
39	护理管理	2	36	32	4								2		
40	医学伦理学	2	36	36	0								2		
41	助产学科新进展	1	18	18	0							2			
总学分、总学时及周学时		147	3227	2163	1064	22	24	18	18	18	17.5	17.5	18		

三、助产教材发展情况

　　教材作为知识的载体，对教育教学都有重要作用，其中大学教材更具有特殊的地位和作用，担负着积累、传播和促进科学文化发展与创新的重任。我国现代助产专业起源于 20 世纪 20 年代，经历了发展时期、角色定位不清时期以及目前的从属于护理时期，助产教育也经历了一系列的变革。为推进教育的进一步发展，北京大学护理学院"助产与母婴健康"课题组以国际助产联盟所提出的助产士核心胜任力标准为依据，对国内外助产教材发展情况进行比较研究，首先应用文献回顾获得我国现存助产教材的种类和数目，总结我国助产教材的发展历程，发现我国现阶段处于发展助产专著的有利时期，优秀的著作对于介绍助产新理念、提高助产人员能力具有重要意义（图 8-5）。接下来应用比较研究和内容分析法，以助产士核心胜任力为标准，对国内外教材进行了比较，将我国现存在售的助产书籍主要内容进行总结（表8-3），发现我国现存助产教材在助产伦理、职业发展、法律法规、循证依据等方面内容欠缺。

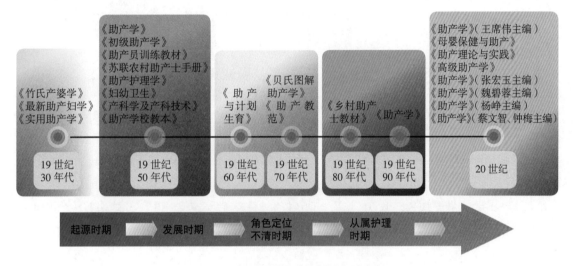

图 8-5 我国近现代助产教材发展历程

表 8-3 我国现存市售助产教材主要内容一览表

序号	助产学（王席伟）	助产学（张宏玉）	母婴保健与助产	助产理论与实践	高级助产学	助产学
1	绪论	绪论	女性生殖系统解剖与生理	总论（助产学发展史、国外助产士工作特点、助产专业教育与考核、医疗文书）	绪论	绪论
2	女性生殖系统解剖	女性生殖系统解剖生理	妊娠生理与妊娠诊断	助产伦理与医患沟通（助产伦理、医患沟通）	女性生殖系统解剖	女性生殖系统解剖
3	女性生殖系统生理	妊娠生理	孕前检查与孕期保健	生殖系统解剖及分娩相关组织和邻近器官的解剖（生殖系统解剖、与分娩相关组织和邻近器官的解剖）	女性生殖系统生理	女性生殖系统生理
4	妊娠生理	妊娠期妇女护理	孕期常见异常	女性生殖系统生理（卵巢功能及周期性变化、月经周期调节、卵巢性激素的生理作用）	妊娠生理	妊娠生理
5	妊娠诊断与孕期保健	正常低危产妇助产	妊娠期并发症	妊娠生理（受精、受精卵发育与着床、囊胚发育；胚胎、胎儿发育特征及其生理特点；胎盘）	妊娠诊断与孕期保健	妊娠诊断与孕期管理

续表

序号	助产学（王席伟）	助产学（张宏玉）	母婴保健与助产	助产理论与实践	高级助产学	助产学
6	正常分娩	异常分娩妇女护理	正常分娩	孕前准备与妊娠期母体变化（孕前准备、妊娠期母体变化）	正常分娩	正常分娩
7	正常产褥期	产褥期妇女护理	分娩期异常	妊娠诊断与孕产期检查解析（妊娠诊断、孕产期检查解析）	正常产褥	正常产褥
8	正常新生儿的评价与监护	妊娠合并症患者护理	产褥	产前保健检查与孕产期用药（概述、孕产期首次检查和复诊检查、胎儿监护、高危妊娠常见危险因素、主要筛查方法与管理措施、孕产期用药）	正常新生儿	正常新生儿
9	高危妊娠监护	胎儿与胎盘功能异常	妊娠及哺乳期合并感染性疾病的诊断及管理	异常妊娠（妊娠期出血性疾病、与妊娠有关的常见异常、妊娠期高血压疾病、多胎妊娠）	异常妊娠	异常妊娠
10	妊娠并发症	产科急危重症患者护理	产科急救技能	妊娠期感染性疾病与出生缺陷筛查（感染性疾病、出生缺陷筛查）	高危妊娠及其管理	高危妊娠
11	妊娠合并症	正常新生儿护理	产科一般技能	产前腹部体检、骨盆测量与胎儿评估	妊娠合并症	妊娠合并症
12	妊娠合并性传播疾病	高危围产儿护理	高危孕产妇评估与安全转诊	正常分娩	异常分娩	异常分娩
13	高危围生儿	孕产妇围术期护理	政策法规及母婴保健技术	助产技术（待产辅助姿势与导乐陪伴分娩、缩宫素应用、阴道、肛门检查与窥阴器使用、人工破膜、变换胎位手法、正常分娩助产、阴道技术助产、产后胎盘检查及相关处理、产道损伤修补术）	分娩期并发症	分娩期并发症
14	异常分娩	生殖健康与遗传咨询		新生儿出生（新生儿子宫外环境适应与出生时处理、新生儿出生异常）	高危围产儿	高危围产儿
15	分娩期并发症	助产安全质量管理		分娩异常（子宫收缩乏力与产程曲线异常、产道异常、胎位或胎先露异常）	产褥期异常	产褥期异常
16	异常产褥	助产操作技术（产前检查评估技术、产时助产技术、新生儿操作技术）		产科急救（子痫抽搐、产后出血、肩难产、脐带脱垂、子宫内翻、子宫破裂、羊水栓塞、产科其他常见急救病症）	围生医学	
17	围生期保健	助产专业相关法律法规		产褥（正常产褥、异常产褥、产后避孕）	优生	
18	孕产妇心理健康			产后护理（子宫复旧的评估、会阴切口护理、产后疼痛护理、产后膀胱护理、新生儿喂养护理技术、新生儿护理）	产科常用手术及护理配合	产科常用手术及护理配合

序号	助产学（王席伟）	助产学（张宏玉）	母婴保健与助产	助产理论与实践	高级助产学	助产学
19	计划生育			新生儿发育特点、体检与高危新生儿救治策略		
20	遗传咨询与产前诊断			产科常用指南与相关法律纠纷（国外产科指南简介、产科相关法律制度与医疗纠纷）		
21	孕产妇用药					
22	产科超生诊断					
23	产科常用技术					
24	助产技术操作					

鉴于我国助产专业书籍的现状和存在的问题，建议结合国际助产联盟核心胜任力标准以及助产教育准则，大力发展我国助产专业著作类书籍，对现有助产专业书籍进行内容上的更新和完善；结构编排更加突出助产特点，具有实用性和指导性；增加相应的证据和参考文献。课题组将国际助产联盟所要求的助产士需掌握的知识和技能进行分类，分别归入不同的二级目录和一级目录（表8-4）。据此，可以得出根据国际助产联盟助产士核心胜任力设定的助产专业书籍框架（图8-6）。

表8-4 助产相关书籍编写内容和框架

一级目录	二级目录	需掌握的知识	需掌握的技能
助产发展历程	国际助产现状		
	国内助产发展历程	• 传统和现代医疗实践（有益的和有害的）	
	循证实践与研究	• 统计学和研究基础，循证实践文献综述的方法 • 倡导助产循证实践以推进妇幼卫生政策 • 研究、循证实践的原则，评判性解释专业文献，重要统计、研究发现的解释	• 记录解释专业领域的相关发现，包括已经完成的及需要跟进的
	助产伦理与法律	• 国家母婴健康服务体系 • 生殖健康法律法规体系（法律、政策、指导方针）	• 职业道德、价值观、支持人权 • 遵守所有当地出生、死亡报告登记的法规 • 在实践中发挥以专业素养和价值观为基础的领导作用

续表

一级目录	二级目录	需掌握的知识	需掌握的技能
孕前照护及计划生育	生殖系统解剖与生理	• 性征有关的生长和发育、性行为 • 女性、男性生殖的解剖、生理相关概念 • 性征、性行为、婚姻和生育的文化准则和实践 • 人体解剖、生理 • 生殖生物学，月经周期，概念、过程	
	健康评估	• 健康史、家族史及相关基因史的组成因素 • 评估健康妊娠潜力的体检内容和实验室检查项目 • 常见乡村、社区的尿路感染和性传播感染的体征和症状 • 特定地理区域常见影响母婴的急性、慢性疾病指征，如 HIV、结核、疟疾，暴露后预防、转诊 • 不良人际关系的发现与解决途径，如性问题、性暴力、情感滥用、生理忽视 • 筛查宫颈癌的原则，如乙酸检测、巴氏实验、阴道镜	• 采集病史：全身健康和产科，妇科、生殖健康 • 致力于个性化需求和兴趣的妇女及家人的孕前咨询 • 做体格检查，包括乳房检查 • 开具、执行及解释常见的实验室检查，如蛋白尿、尿比重、验尿试纸 • 开具、执行及解释筛查，如结核、HIV、其他性传播感染 • 为 HIV 阳性妇女提供关怀、支持、推荐、治疗 • 预定、执行宫颈巴氏筛查
	计划生育	• 计划生育的药理学、器具知识 • 适应当地文化的计划生育策略 • 现代计划生育方法，包括阻断、甾体类、机械、化学和手术方法来避孕，其作用的模式、适应证、利弊。影响其开展的信仰 • 计划生育的医疗标准，包括适当的时间、方法 • 指导夫妻计划生育决策的策略	• 开具计划生育的处方（当地司法权范围内） • 给妇女提供计划生育服务的利弊影响建议 • 开具紧急避孕药处方 • 提供计划生育的常用方法，包括屏障、甾体类，机械和化学方法
妊娠期照护	正常妊娠	• 怀孕的指征和体征 • 确认怀孕的检查和测试 • 估计孕周的方法，根据月经史，子宫大小、增长，使用超声 • 健康史的组成，产检查体的方法 • 普通实验室检查，如铁含量，尿检的糖、蛋白质、丙酮、细菌 • 正常妊娠的进展身体变化、常见不适，预期基本生长模式 • 正常怀孕的心理变化，抑郁的指征及其对孕妇、家庭的影响 • 减少妊娠反应的安全可及的非药物资源 • 怎样判断胎儿状况包括胎心、胎动 • 妊娠母胎所需营养 • 健康教育：如缓解妊娠不适、卫生、性生活、工作 • 分娩计划的重要元素（分娩、急救准备） • 家庭房屋为新生儿的准备 • 分娩发动的机制（产妇的感觉和症状） • 减痛、放松的技巧 • 哺乳期的生理学	• 病史采集 • 躯体检查 • 监测生命体征，包括体温、血压、脉搏 • 评估孕妇营养状况、胎儿生长并给出建议 • 测量宫高腹围、胎方位、胎产式，手工测量胎儿生长 • B 超检查胎儿发育、胎盘情况 • 手掌触诊胎动、听胎心，并做出解释 • 持续胎心监护 • 骨盆检查子宫位置 • 骨盆测量骨产道 • 计算预产期 • 向青少年、妇女、家庭提供正常妊娠过程、危险症状的健康教育 • 教会、展示减轻孕期常见不适的方法 • 提供分娩和养育的指南和基本的准备

续表

一级目录	二级目录	需掌握的知识	需掌握的技能
	高危妊娠	• 异位妊娠的诊断方法 • 表现不同程度的女性生殖器残缺及其对生育的潜在影响 • 宫高增长异常的指征，如宫内生长受限、羊水过多或过少、多胎 • 因胎儿有危险需要转诊的指标 • 威胁生命的情况及症状，如先兆子痫/子痫、阴道出血、早产、严重贫血、Rh 阴性血、梅毒 • HIV 阳性孕妇的处理方法，包括预防母婴传播、喂养方式 • 出现并发症需要转诊的指征，如哮喘、HIV 感染、糖尿病、心功能不全、先露异常、产程图异常、胎盘疾病、早产、过期妊娠 • 防控妊娠中疟疾的方法 • 预防寄生虫的药理学	• 识别孕期不正常的变化，在当地资源下进行独立或合作的循证干预： a. 母亲营养低下和/或不足 b. 胎儿生长不足，包括羊水过多或过少、葡萄胎 c. 与血压升高相关的血压上升、蛋白尿、出现明显水肿、严重头疼、视觉改变、上腹部绞痛 d. 阴道出血 e. 多胎、足月时胎位异常 f. 胎死宫内 g. 胎膜早破 h. HIV 阳性或艾滋病 i. 乙肝或丙肝阳性 • 识别孕期异常，实施到更高水平医疗干预的转诊
	妊娠期用药	• 处方的基本药动学原则 • 处方药、街头毒品、传统药物和 OTC 药物对妊娠和胎儿的影响 • 吸烟、酗酒、非法药物使用对孕妇和胎儿的影响	• 执业司法权内独立开具选择性的、抢救的处方，如抗生素、抗惊厥药、抗疟药、降压药、抗病毒药
分娩期照护	影响分娩的因素	• 第一、二、三产程的生理学 • 胎儿下降的产道、机制 • 胎儿颅骨解剖，重要径线、标志 • 分娩的心理文化	
	分娩期照护	• 进入活跃期的指征 • 加强宫缩的指征 • 正常产程进展 • 使用产程图 • 评估胎儿宫内情况 • 评估产妇舒适情况 • 促进第一、二产程的舒适，如家属陪产、体位、水中分娩	• 采集病史 • 产科体格检查 • 从腹部估计胎产式、下降 • 计数、评估宫缩 • 全面准确的骨盆内测量宫口扩张、渐消、胎头下降 • 用产程图等记录监护产程进展 • 向产妇及家庭提供生理、心理照护，促进自然分娩 • 为陪伴分娩的人员提供便利条件 • 合理的水、营养、非药物促进产程舒适措施 • 膀胱护理，包括有指征的导尿 • 枕先露时实施合适的手法 • 钳夹、剪断脐带 • 支持第三产程的生理学期待处理 • 在最新循证指南指导下实施积极第三产程管理 • 检查胎盘、胎膜的完整性 • 宫底按摩刺激产后宫缩强度 • 提供安全的母婴环境，促进其早接触 • 估计、记录失血量
	分娩期疼痛管理	• 控制分娩痛的手段及其利弊、安全性，对正常产程的影响	• 提供药物治疗疼痛

一级目录	二级目录	需掌握的知识	需掌握的技能
	异常分娩	• 产程中并发症的指征如出血、滞产、先露异常、子痫、母胎休克、感染、脐带脱垂 • 使用产钳、胎头吸引的指征	• 迅速识别异常分娩并及时开始合适的干预或转诊 • 用非药物方法激发、加强宫缩 • 用药物方法激发、加强宫缩 • 面、臀先露时实施合适的手法 • 迅速实施产科紧急情况的母婴抢救，如脐带脱垂、先露异常、肩难产、胎儿窘迫 • 分娩中脐绕颈的处理 • 用合适的技术、宫缩剂控制产后出血 • 人工手取胎盘 • 双合子宫压迫 • 大动脉压迫 • 识别、控制休克 • 静脉采血以实验室检测 • 及时将有严重并发症的产妇转诊至更高水平的医疗机构，途中提供合适的药物、设备，安排转运中的陪护 • 成人心肺复苏 • 在司法权内对产妇开具、提供、执行选择性的、急救处方，如抗生素、抗癫痫药、抗疟药、降压药、抗病毒药物
	骨盆底	• 预防盆底损伤和会阴撕裂的原则 • 需要进行会阴侧切的指征	• 当预期需要会阴切开、修补术时实施会阴麻醉 • 需要时会阴切开 • 识别阴道、宫颈裂伤 • 如果需要，修补会阴切口 • 修补一、二度会阴或阴道的裂伤
产后照顾	产褥期生理及心理变化	• 分娩后生理与心理的变化，包括子宫复旧和愈合的正常过程 • 母婴之间相互联系的原则（如怎样促进正向的母婴关系）	
	产褥期照顾	• 产后早期阶段的母体营养、休息、活动和生理需求（如膀胱） • 防止产后母婴间 HIV、乙肝或丙肝病毒、结核分支杆菌的传染原则 • 产后立即计划生育的方法，如单纯黄体酮 • 社区中产后相关设施以及怎样使其能够接受	• 采集妊娠、分娩病史 • 体格检查 • 评估子宫复旧及伤口的愈合 • 健康教育：产妇及家人产后性行为与计划生育 • 提供产后计划生育服务
	婴儿喂养	• 生理功能、泌乳过程和常见的变化，例如胀奶和乳汁缺乏等 • 早期母乳喂养对母亲和孩子的重要性	• 开始支持第一小时的母乳喂养 • 健康教育：排空乳房，处理、储存乳汁

续表

一级目录	二级目录	需掌握的知识	需掌握的技能
	异常产褥	• 复旧不全的体征（如持续子宫出血、感染） • 产后有生命危险时的症状和体征，例如持续阴道出血、栓塞、产后先兆子痫、惊厥、脓毒血症、严重产后抑郁 • 产后并发症的症状，例如持续贫血、血肿、抑郁、血栓性静脉炎、大小便失禁、尿潴留、瘘管 • 人工真空吸引妊娠残留物的原则	• 健康教育：母亲识别母婴的并发症的征兆以及如何利用社区资源 • 提供适当和及时的一线治疗，当产后检查发现任何并发症时（如贫血、血肿感染），求助进一步处理 • 对晚期产后大出血紧急情况进行治疗，并可求助
新生儿照顾	正常新生儿照护	• 新生儿近期和后续状况（包括APGAR评分系统，呼吸及心率评估方法等）评估要素 • 新生儿适应子宫外生活的原则（例如发生在肺和心脏系统的生理变化） • 新生儿的基本需求：通气、保暖、营养、包裹 • 新生儿多样化保暖措施的优点，例如皮肤的接触（袋鼠式护理） • 评估新生儿胎龄的方法与手段 • 低体重儿的特征及其需求 • 正常新生儿的基本外貌和行为 • 正常新生儿的发育 • 能否识别新生儿期异常情况，如胎斑、产瘤，胎头变形 • 新生儿和婴儿的健康促进和疾病预防元素，如疟疾、肺结核、艾滋病以及脐带护理、营养需求及消除模式 • 免疫需求，两个月内婴儿的风险和益处 • 新生儿相关的传统或文化的实践 • 新生儿营养喂养原则，包括由HIV阳性母亲分娩的婴儿	• 提供迅速处理包括：擦干、保暖、确保呼吸建立，当脉搏停止后钳夹、剪断脐带 • 新生儿状况及时评估，例如APGAR评分，其他的呼吸及心率评估方法 • 保暖：通过包裹、环境、母婴皮肤接触 • 为父母讲授婴儿危险体征和需要何时带婴儿去检查，对低体重生儿合适的护理，如袋鼠式护理，及时转诊 • 新生儿实施筛查性体格检查以发现危及生命的异常情况 • 胎龄评估 • 提供新生儿日常护理，与当地政策一致（如身份确认、眼睛护理、实验室检查、给予维生素K、出生登记） • 为母乳喂养正确放置婴儿，出生后1小时喂养，并提倡专一喂养
	高危新生儿照护	• 早产儿的发育 • 转诊的体征与症状或转移选定的新生儿并发症（如黄疸、出血、胎儿颅骨成型不良、脑膜刺激征、非意外伤害、血管瘤、低血糖、低体温、脱水、感染及先天性梅毒）	• 为下列情况实施紧急方法：呼吸窘迫（新生儿复苏），气道阻塞的吸引、低体温、低血糖 • 识别迹象，转运新生儿到急症保健机构 • 教育父母威胁新生儿生长发育的因素 • 教育父母正常婴儿的生长发育及怎样为其提供日常需求 • 协助父母使用可利用的社区资源 • 抚慰处于悲痛中的父母（流产、死胎、先天性疾病、新生儿死亡） • 在新生儿转诊过程中或与新生儿分开期间安抚父母情绪（例如新生儿重症监护期间） • 为双胞胎或三胞胎的父母讲授特殊需求和社区资源 • 为艾滋病阳性母亲的婴儿提供适当照顾（例如抗逆转录病毒药物和合适的喂养方法）

续表

一级目录	二级目录	需掌握的知识	需掌握的技能
流产后保健	自然流产	• 自然流产后的生理、心理、社区资源保健、信息和支持 • 流产后家庭计划生育方法 • 流产后的正常生理心理治愈过程 • 识别不全流产的体征，如持续出血 • 流产后并发症何威胁生命的体征的识别，如感染	• 通过末次月经、双手检查、尿妊娠试验评估孕周 • 评估子宫复旧，并适当治疗、转诊 • 健康教育：母亲自身的休息、营养、识别并发症如出血、感染
	人工流产	• 影响决定意外、不合时机妊娠的因素 • 所有可用的堕胎方法的医疗资格标准 • 有关流产后护理设施的政策、草案、法律、规章 • 药物流产的药理知识 • 手动宫腔真空吸引的原则	• 告知考虑流产的妇女其可用设施 • 采集临床、社会病史，来确认药物流产和人工负压吸引术的禁忌证 • 流产后妇女及家庭性健康教育 • 同时提供计划生育服务 • 识别流产中并发症（如子宫穿孔）并治疗或转诊 • 在司法权内开具药物流产的处方 • 操作孕 12 周前的负压吸引人工流产

第一篇	助产发展历程		第四篇	分娩期保健
	第一章 国际助产士现状			第一章 影响分娩的因素
	第二章 国内助产发展历程			第二章 正常分娩
	第三章 助产循证实践与研究			第三章 分娩期疼痛管理
	第四章 助产伦理与法律			第四章 异常分娩
第二篇	孕前保健及计划生育			第五章 骨盆底
	第一章 生殖系统解剖与生理（男、女）		第五篇	产后保健
				第一章 产褥期生理及心理变化
	第二章 健康评估			第二章 产褥期保健
	第三章 计划生育			第三章 婴儿喂养
第三篇	妊娠期保健			第四章 异常产褥
	第一章 正常妊娠		第六篇	新生儿保健
	第二章 高危妊娠			第一章 正常新生儿
	第三章 妊娠期用药			第二章 高危新生儿
			第七篇	流产后保健
				第一章 自然流产
				第二章 人工流产

图 8-6 助产核心胜任力设定的助产专业书籍框架

基于北京大学护理学院"助产与母婴健康"课题组前期对于我国助产教材的研究，对我国助产专业大专教育及本科教育课程体系框架的构建以及助产士核心胜任力指标体系的发展，2017年《助产学》等多部助产专业本科教材相继出版（图8-7）。

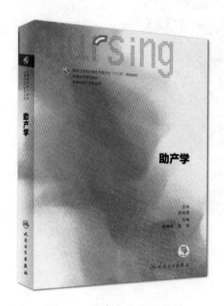

图8-7　助产专业本科教材

　　为进一步加强助产教育，提高助产专业设置的层次，2014年4月25日，原国家卫生计生委妇幼司下发《国家卫生计生委妇幼司关于开展助产本科招生培养试点工作的通知》，并选择北京市、天津市、上海市、浙江省、广东省、四川省和陕西省7个省市的8所重点医学高等院校开展本科助产教育试点工作，探索我国助产教育的新途径。并于2015年5月在中国助产建设及发展国际研讨会上为南方医科大学南方医院、天津市中心妇产科医院、中国福利会国际和平妇幼保健院、首都医科大学附属北京妇产医院、浙江大学医学院附属妇产科医院、北京大学第三医院、四川大学华西第二医院、湖北省妇幼保健院这8所医院启动"助产士规范化培训基地授牌仪式"。2017年全国4所高等院校"助产专业"正式获教育部批准。意味着我国正式拥有助产本科专业，为我国助产教育的发展又添上浓墨重彩的一笔。

　　中国妇幼保健协会与北京大学护理学院"助产与母婴健康"课题组合作，借鉴助产教育课程体系、助产士核心胜任力指标体系等内容，编写了省级助产士规范化培训基地师资培训材料、助产适宜技术省级师资培训材料、助产士规范化培训教材等材料，在助产士规范化培训基地按照国家医学考试中心相关要求进行培训（图8-8）。2015年国家医学考试中心也以助产士核心胜任力指标体系为依据，设置了国家级助产技术考核标准，助产技术考试大纲和助产技术考试设计方案（图8-9、图8-10）。

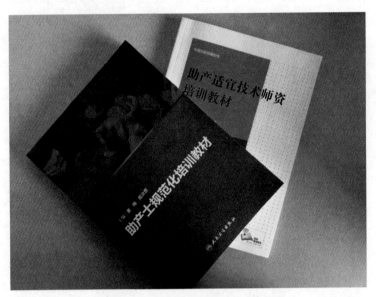

图 8-8 助产士规范化培训教材

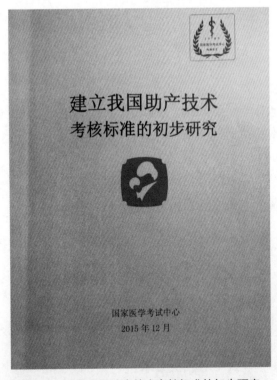

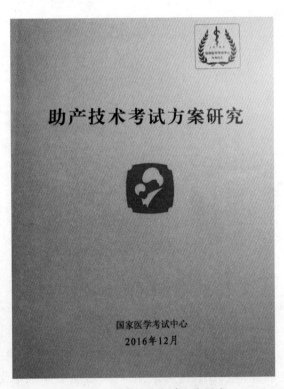

图 8-9 建立我国助产技术考核标准的初步研究   图 8-10 助产技术考试方案研究

并按照该考核标准和考试方案由国家医学考试中心组织出题对各基地进行统一标准的考核，为现有职称序列中初步形成各级助产人员评价标准和助产专业的可持续发展提供政策制定依据。

参考文献

[1] 张宏玉. 助产学[M]. 北京: 中国医药科技出版社, 2012.

[2] 张蕴璟. 瑞典的助产学教育[M]. 国外医学妇幼保健分册, 1994, 5(1): 26-28.

[3] Dawley K, Burst HV. The American College of Nurse Midwives and its antecedents a historic line[J]. Journal of Midwifery & Women Health, 2005, 50(1): 16-22.

[4] 章舒琦, 李丽, 叶文琴. 美国助产护士的发展及现状[J]. 中国护理杂志, 2012, 47(12): 1140-1142.

[5] Schroff F. The New Midwifery. Toronto: Women's Press. 1997.

[6] Malott A, Davis B, McDonald H, et al. Midwifery care in eight industrialized countries: How does Canadian midwifery compare?[J]. Journal of Obstetric and Gynaecology Canada, 2009, 31(10): 974-979.

[7] JNA. Midwifery in Japan[R]. Tokyo: Japanese Nursing Association, 2008.

[8] 熊永芳. 中国助产文化的变迁与发展[J]. 医学与社会, 2001, (14): 34.

第四篇

典型地区助产士职业现状与发展

第九章 福建省助产士职业现状与发展

福建简称"闽",省会福州,位于我国东南沿海,与台湾相望,其地理特点是"依山傍海",陆地海岸线长达 3751.5 千米,长度居全国第二位。福建位于东海与南海的交通要冲,是历史海上丝绸之路、郑和下西洋的起点。

根据 2017 年福建省统计年鉴:福建省总人口 3874.00 万人,2016 年出生孩次构成:一孩占 46.3%,二孩占 49.0%,三孩及以上 4.7%。2016 年全省卫生医疗机构共 27 658 家,注册护士 96 250 人[1]。2016 年全省有资质的助产医疗机构共 888 家,其中两家三级甲等妇幼专科医院(福建省妇幼保健院、厦门市妇幼保健院),年分娩量均超过 15 000 人。全省助产技术人员 17 569 人,其中医师 5667 人,助产士及护士 11 902 人。

一、母婴保健与助产服务

(一)母婴保健与助产相关制度制定与管理

妇女健康是妇女的基本人权,是实现人类健康的必由之路,增进妇女健康不仅仅需要医学技术的进步,更需要政府的重视和社会的关注[2]。1995 年 6 月 1 日,我国第一部保护妇女、儿童健康权益的法律《中华人民共和国母婴保健法》颁布实施,规定了母婴保健的工作方针,确定了妇幼卫生工作在社会事业相关领域的法律地位,使保护妇女儿童健康权益工作由行政管理逐步走上了法制管理的轨道。1996 年,为全面落实第四次世界妇女大会提出的目标,福建省政府颁布实施了《福建省妇女发展纲要(1996—2000 年)》。2001 年,再次颁布实施《福建省妇女发展纲要(2001—2010 年)》,并将妇女健康作为独立领域纳入妇女发展纲要,明确提出促进妇女健康的目标、策略和措施。

为更好贯彻落实《中华人民共和国母婴保健法》的实施,原福建省卫生厅依照《中华人民共和国母婴保健法》中"医师和助产人员应当严格遵守有关操作规程,提高助产技术和服务质量,预防和减少产伤"的要求,加强助产技术服务管理,制定了福建省《中华人民共和国母婴保健法》实施办法，自 1999 年 6 月 1 日起施行，强调各级人民政府应当将母婴保健事业纳入本地区国民经济和社会发展计划，制定本地区母婴保健事业的发展规划，建立健全技术服务体系，扶持贫困地区母婴保健事业的发展；办法中规定医疗保健机构开展下列母婴保健专项技术服务应当报批，在取得《母婴保健技术服务执业许可证》后，方可在批准范围内开展专项技术服务，包括婚前医学检查、遗传病诊断、产前诊断、对婚前医学检查或者产前诊断认为不宜生育者实行终止妊娠和结扎手术以及开展助产技术业务。其中，开展助产技术应当报县级人民政府卫生行政部门批准，在取得《母婴保健技术服务执业许可证》的医疗保健机构，其专业技术人员须经考核合格并领取《母婴保健技术考核合格证书》后，方可开展专项技术服务。该办法还提出医疗保健机构按当地人民政府卫生行政部门划定的服务区域为育龄妇女、孕产妇及婴幼儿提供孕产期及婴幼儿保健服务，包括孕产期卫生保健、健康咨询、建立孕产妇保健卡（册）、定期产前检查、高危因素筛查、高危孕产妇监护、胎儿生长发育监测、接产和处理新生儿、产后访视和产后 42 天检查、母乳喂养指导、提供避孕、节育技术服务等保健服务内容。各级人民政府卫生行政部门和医疗保健机构应当健全母婴保健技术规范和规章制度。母婴保健人员应当接受职业道德教育和规定的专业技术培训。

为加强孕产妇保健，促进母婴安全，2001 年，福建省卫生厅下发《福建省促进"母亲安全"十点措施》和《关于进一步加强孕产期保健，促进母婴安全的通知》。"母亲安全"十点措施：即政府重视，加强领导；加强宣传，普及科学知识；加强人员培训，推广、应用适宜技术；全面落实孕产期保健服务；实行住院分娩；保护、支持自然分娩，提高产科质量；加强产科建设，改善住院分娩条件；提高产科急救和转诊能力；加强高危人群的管理，流动人口中的孕产妇实行与常住人口同等的孕产期保健服务；提供政策及经费保障等，以推进全省认真落实孕产妇系统保健管理。为规范助产技术的监督管理，保障母婴健康安全，提高出生人口素质，根据《中华人民共和国母婴保健法》及医疗保健机构规范化管理规定，结合福建省的实际情况，2004 年 3 月，省卫生厅下发《福建省助产技术服务机构基本标准（试行）》，规范全省助产技术服务。按照医疗保健机构开展助产技术的条件、职责和任务分为三级，在依法准入基础上，对助产技术实行分级规范管理。一般卫生院归为一级助产技术服务机构，只提供正常孕妇的助产技术服务，不开展剖宫产和阴道手术产；条件较好的卫生院或中心卫生院达到二级助产技术服务机构标准的，经批准可以作为二级助产技术服务机构，可开展正常产、剖宫产和阴道手术产，为一级助产技术服务机构的转诊机构；三级助产技术服务机构为助产技术的最高转诊机构。

妇女儿童健康是人类发展的前提和基础，关系国家的发展和民族的未来。加快妇幼卫生事业发展，对于提高全民族健康素质、促进经济发展、构建和谐社会具有重要意义。为贯彻落实《福建省妇女发展纲要（2011—2020 年）》和《福建省儿童发展纲要（2011—2020年）》（简称两纲），推进深化医药卫生体制改革，改善妇幼卫生服务公平性和可及性，不断提高福建省妇女儿童健康水平，福建省卫生厅于2012年7月16日制定了《福建省卫生厅贯彻2011—2020年福建省妇女儿童发展纲要实施方案》[3]。该方案提出了福建省的总目标：建立覆盖城乡妇女儿童的基本医疗卫生制度，健全妇幼卫生服务体系，保障妇女儿童平等享有基本医疗卫生服务，不断提高妇女儿童健康水平。2015年，孕产妇死亡率控制在18/100 000以下，婴儿和5岁以下儿童死亡率分别控制在7‰和9‰以下。2020年，孕产妇死亡率控制在16/100 000以下，婴儿和5岁以下儿童死亡率继续控制在7‰和9‰以下。主要任务：保障母婴安全、防治出生缺陷、促进生殖健康和防治妇女常见病、加强儿童疾病防治和预防伤害、加强儿童保健服务和管理、改善妇女儿童营养状况、加强妇女儿童精神卫生服务、改善流动人口中的妇女儿童健康状况以及保障措施（加大母婴保健法律法规执法力度、加大妇幼卫生经费投入、健全妇幼卫生服务网络、强化妇幼保健机构管理、加强妇幼卫生队伍建设、推进妇幼卫生信息化建设、加强科学研究等）。相关机构应通过加强组织领导、明确工作职责以及加强监测评估来落实该方案。

2016年5月16日，福建省卫生计生委针对县级妇幼保健机构印发了《福建省县级孕产妇保健门诊规范化建设基本标准（试行）》及《福建省县级儿童保健门诊规范化建设基本标准（试行）》（简称《孕保门诊标准》和《儿保门诊标准》），旨在通过4~5年的时间，逐步完成全省县级妇幼保健机构妇女、儿童保健门诊规范化建设，达到《孕保门诊标准》和《儿保门诊标准》，以规范孕产妇和儿童保健服务，优化服务环境，提升服务质量，提高妇女儿童健康水平[4]。

国家全面二孩政策实施后，高龄、高危孕产妇增加，为切实保障母婴安全，加强高龄孕产妇的管理和救治工作，2016年9月5日福建省卫生计生委印发《福建省卫生计生委关于切实做好高龄孕产妇管理服务和临床救治的通知》[5]。该通知包含三个内容，一、进一步健全完善妇幼健康服务网络：要求"十三五"期间，省、市、县（市、区）三级原则上均应当设置1所政府举办、标准化的妇幼健康服务机构，每个区市要建成1所达到国家标准的三级妇幼保健院，服务人口20万以上的县（市）要建设1所二级以上妇幼保健院，三级、二级综合医院妇产科床位数占总床位数要分别达15%和10%以上；二、进一步采取措施保障母婴安全：通过加大宣传力度、加强孕情监测、强化孕产妇系统保健服务和管理、健全完善孕产妇、新生儿和儿童救治网络、提高危急重症临床救治水平、重视人才培养工作等手段实施；三、进一步加强领导：加强组织领导、充分发挥围产保健协作组作用以及各级医疗卫生机构要按照部署，主动作为、规范服务，做好母婴安全各项工作。省卫生计生委将对各地工作情况开展不定期的督导，并予以通报，以提高管理和救治孕产妇能力。

（二）助产士的主要角色功能与实践范畴

助产士除了在妊娠、分娩和产后不同时期对孕妇进行照护以及对新生儿的护理，还开展诸多形式多样的服务，包括助产士门诊、孕期瑜伽、孕期心理咨询、孕妇学校教育、导乐陪伴分娩、水中分娩、非药物分娩镇痛、自由体位分娩、无创接生法、新生儿晚断脐、新生儿早期保健、产后体操、产后康复、母乳喂养咨询门诊以及开展丰富多彩的义诊等，大大提高了孕产妇住院舒适感、良好的就医感受和分娩体验，有效降低了首次剖宫产率、产房中转剖宫产率、会阴侧切率、产后出血率及新生儿窒息发生率，促进母婴健康，并将围产期优质服务延伸到社区服务（图 9-1 至图 9-3）。

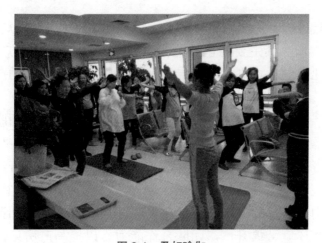

图 9-1　孕妇瑜伽

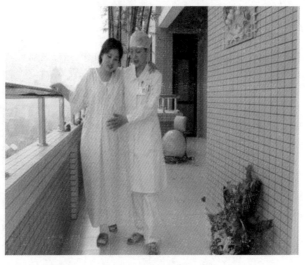

图 9-2　导乐陪伴分娩

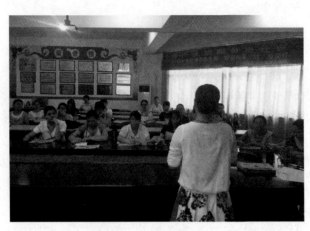

图 9-3　助产士进社区

　　福建省助产士的主要工作场所在医院，以产房、产科病房为主，也任职或兼职产科门诊及社区工作。其主要角色功能为：孕期保健、产程监护、正常分娩接产、产后保健、新生儿保健、计划生育指导以及健康教育等。产房助产士的主要工作范畴为：产程观察、电子胎心监护、导乐陪伴分娩、正常分娩接产、孕产妇健康教育、协助阴道手术助产、协助危重症母婴抢救处置、剖宫产新生儿断脐、产房医院感染管理以及医疗仪器设备保养管理等。产房中医护岗位存在职责交叉，有些界限模糊。因此，医院管理者应加以关注，界定好医护工作范畴，重视提升产房医护工作间的合作能力，强化院内外培训，组织好医护配合急救应急演练、沟通协调学习等；确保值班期间医护沟通信息的顺畅，倡导医护间互相补台，构建和谐的医护关系，维护产房良好的人文环境，提升产房团队合作能力，以提高产房诊治、急救、助产实践工作能力，促进产房工作质量的提高，减少医患纠纷，降低助产士职业倦怠发生（图 9-4）。

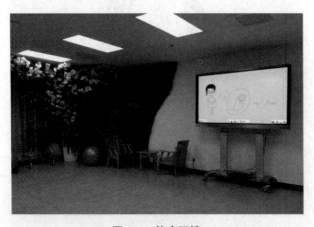

图 9-4　待产环境

二、助产士队伍建设

(一)助产士的基本情况

根据 2015 年抽样调查显示,福建省产房助产士趋于年轻化,年龄分布在 26~35 岁最多(54.28%),平均年龄为(30.86±7.09)岁,<35 岁占 78.6%;最高学历以大专为主,占 58.1%、本科及以上占 29.2%、中专占 12.7%;职称以初级为主,占 80.7%,中级占 17.7%、高级(含正副高)占 1.6%;婚姻状况以已婚为主,占 66.62%、未婚占 32.81%、离异占 0.57%;用工性质以合同制为主,占 51.50%,平均年龄(27.94±4.37)岁,编制内占 48.50%,平均年龄(33.96±8.04)岁[6]。调查结果表明,福建省产房助产士年轻化,队伍欠稳定,高职称人员比例低,专业技术能力强的学术带头人较缺乏,且随着二孩政策的全面放开,处于生育高峰期的助产士面临再次生育高峰,随之而来的病假、产假、哺乳假等也将导致助产人力资源更加不足,直接影响围产保健质量和母婴健康。

产房助产士人力配置明显不足,总体抽样的单位产科总床位数与助产士数比为 1:0.21,待产床数与助产士数比为 1:2.16,2015 年分娩总量与助产士数的比为 277.91:1,每 1000 活产助产士数为 3.60,因此,需进一步调整助产士队伍结构,增加助产士数量,提高助产士整体素质,以适应全面二孩生育政策的实施。虽然大部分助产士心灵深处饱含着助产情结,她们热爱助产专业,不忘初心,在职场上执着奉献,忍辱负重,不顾报酬,长期超负荷工作,用自己的所能照顾呵护每一对母婴;但助产士的工作面临高风险、高负荷,常充满着未知,心理压力大,助产士患有与工作相关的疾病发生率高。调查显示,助产士患 1 种与工作相关疾病的患病率为 24.39%,2 种及以上的患病率为 57.20%。因此,应加强个人防护,改善生活方式,注意饮食,休息有规律,争取家庭的支持;其次,开展正位接生,改变传统的侧位接生方法,避免职业伤害的进一步加重;再次,定期组织职工职业健康检查,提供有针对性的职业防护措施,建议将工龄 >15 年的产房助产士与产科病房助产士定期轮岗;最后,对年长并患工作相关疾病较重的助产士适当减少夜班次数,给予人性化关怀。合理配置助产人力资源,为助产士创造良好的从业环境,以减少助产士工作相关疾病的发生,促进其身心健康。福建省助产士职业倦怠发生率为 52.5%[7],相关政府部门应以立法形式规定助产士的从业资格、执业范围,维护助产士的合法权益,将助产士的执业安全问题上升到法律法规层面,以保障助产士的工作安全,提高助产士的职业安全感和工作信心。鼓励助产士培养工作爱好,提高个人成就感,降低职业倦怠,促进其身心健康。

（二）助产教育

福建省是我国开展助产教育较早的省份，全省目前培养助产士的院校有：11 所大中专院校、2 所本科院校，其中福建医科大学护理学院自 2016 年已开始培养助产方向的硕士研究生。

福建助产教育始于现在的莆田学院护理学院的前身，即圣路加高级护士助产职业学校[8]，起源可追溯到圣路加医院（现为莆田学院附属医院）的建院之初。1896年即清光绪廿二年，以慈善为怀的基督教圣教医院英籍医师雷腾和他的生徒林叨安、余景陀来莆田开设诊所，为民众解除病痛。1897—1898 年间不断扩大院舍和医学校舍，成立了"兴化圣教医院"，由英籍医师雷腾任首任院长。接着，在他努力下，筹建了医学院校，并开始招生授课，学制五年，雷腾兼任校长。1912 年（民国元年）学校停办，医院更名为"莆田圣路加医院"（图 9-5），并设置产科。

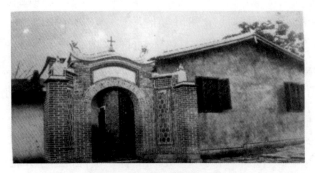

图 9-5　圣路加医院门诊部

1915 年，为培养护士助产人才，以适应社会需求，医院先后附设了圣路加护士、助产学校，学制三年，男女兼收，男性称"医佐"，女性称"师姐"。1918 年，学校向中华护士会申请备案，增设"圣路加医院产科学校"（后称助产特科），助产特科毕业生，毕业后可以持证开业或到南洋谋生。1934 年，助产、护士两校合并，经国家教育部及省教育厅批准立案，改名"莆田私立圣路加高级护士助产职业学校"，学制三年，毕业生经全国统考，及格者由中华护士会发给毕业证书，自谋职业，还可以在海外开业行医（图 9-6）。

至 1949 年新中国成立，毕业学生共 752 名，平均每年毕业 20 名。1952 年 12月 15 日，学校由人民政府接办，改名为"莆田卫生学校"，院校分开，学校由福建省卫生厅直接领导，由此，学校规模逐年发展（图 9-7）。

1969 年学校停办，1979 年 6 月复办，开设了莆田地区医科大专班和助产士、护

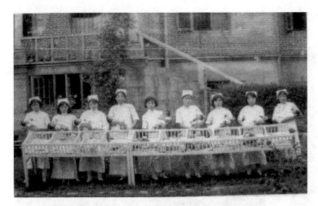

图 9-6　当时产科护士与新生儿合影

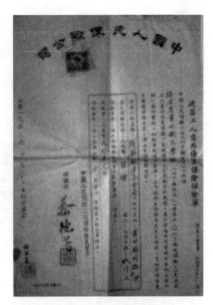

图 9-7　政府接办文书

士两个专业。1982 年初，省政府决定将学校改名为"福建省妇幼卫生学校"，设助产士、护士专业，学制三年。1995 年学校升格为福建医科大学莆田分校，同年开始招收全日制护理大专生，2000 年该校在全国率先开设高级助产专业（大专），招收高中毕业女生，学制三年；2007 年开设护理本科专业助产方向，招收参加全国高考毕业女生，学制四年，毕业后授予理学学士。

国内最早的教会学校——高级护士助产职业学校旨在培养出对中国医学和卫生事业发展有影响的人才，鼓励学生毕业后开业行医，鼓励学生献身于中国的卫生事业。学校从 1895 年创办一直到 1949 年新中国成立，内部设施、装备较为先进，并有一套科学的行政管理和业务指导系统，包括行政体系、后勤体系和教学体系。按照英国标准建立了师资力量及师资培养制度，在设施、管理及专家教授的数量上处于领先水平。注重学生的专业基础和全面发展。

2014 年起，福建医科大学护理学院在护理学本科专业下增设助产方向，每年从护理本科生中遴选分流 30 名学生进行助产方向的学习。几年来的助产方向教学模式建设总结如下：

1. 改革实践课形式

护理学院将角色扮演、病例讨论、床边见习等多种形式引入到实践教学中，以培养学生的临床思维；同时部分实践课仍沿用传统的实践课模式，由老师手把手示教，以保证技能的掌握（图 9-8、图 9-9）。

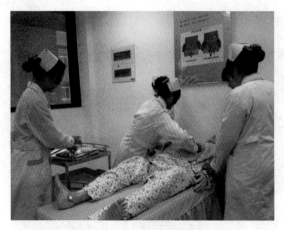

图 9-8   在实验室进行操作训练

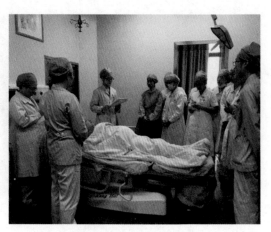

图 9-9   临床床边见习

2. 完善课程建设

根据专业的特色，新增了《妇幼营养学》《遗传与优生》《妇科护理学》《助产学》等一系列专业课（图 9-10）。为了保证实践教学的质量，教学团队已经进行教材的编写，完成了《妇幼营养学》和《遗传与优生》等多部教材编写，并积极投入助产专业配套教材的建设。教学团队除了完成日常的教学任务，正在计划建设配套的相关资源，如视频课程的建设、题库的建设，希望能够打造出优质的《助产学》在线课程，实现教学新模式的突破。

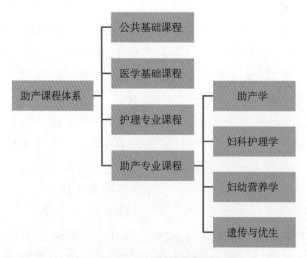

图 9-10   助产课程建设

3. 对外合作办学

　　学院积极探索国际化合作办学的途径，提升助产专业办学水平，培养国际化助产人才。于 2017 年与台湾辅英科技大学开展合作培养的短期项目，即选送 30 名助产方向的学生和一名专任教师赴台交流学习一学期。台湾辅英科技大学在助产及健康事业管理等专业建设上具有优势，通过与台湾辅英科技大学的合作办学，发挥各自的专业优势，增强师生的互访交流，共同培养新型助产人才，推动助产专业的发展（图 9-11 ）。

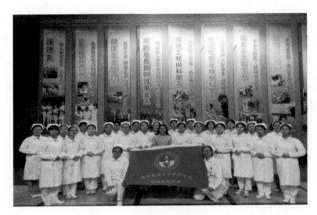

图 9-11　在台访学师生合照

4. 助产实验室及实践基地建设

　　福建医科大学护理学院积极计划筹建助产实践基地。现已投入经费 300 万元，已建成约 150 平方米的助产实验室，主要包括产房和妇产科护理实验室，为助产专业技能教学提供了良好条件。目前计划开发产科三维虚拟仿真实训系统，将 VR/AR 等新的教学手段引入教学，推动教学方式的改革，提高教学水平和教学质量。为满足实习需求，护理学院已对福建医科大学附属第一医院、福建医科大学附属协和医院、福建省妇幼保健院、厦门市妇幼保健院、广州医科大学附属第三医院等在内的多所医院妇产科进行考察，签订协议并挂牌。福建省助产士在职教育采用内容丰富、形式多样的在职继续教育，提供短期现场的助产继续教育培训班或 3~6 个月脱产外出到其他医院进修学习，或通过自学考试、成人业余教学、网络远程教育、课程班等形式学习。

三、助产专业团队建设

2017 年 6 月，福建省优生优育与妇幼保健协会助产专业委员会成立，旨在为福建省广大助产士提供一个学术交流平台，为助产行业发展提供一个切入点，推动福建省助产事业的快速稳步发展，同时标志着福建省助产学科步入新的里程碑。首届助产专业委员会成员共 26 名，由省属和福建省九个地市助产机构、妇幼保健院、院校的助产专家、骨干及助产教育专家组成。助产专业委员会遵循协会的宗旨：团结和动员全省妇幼保健体系、各级医疗机构以及热心于助产专业的科教研体系建设的各界力量，遵守我国法律、法规和国家政策，维护行业合法权益；根据本协会章程的有关规定，结合行业实际，以预防为主，重点为各级医疗机构的助产专业提供人才培训、技术指导、学术交流、规范建设、创新合作等服务，促进助产培训基地建设以及助产技术等相关科学技术的发展，促进助产知识和技术的普及和推广，促进助产各类人才的成长，旨在促进自然分娩，提高妇女良好的分娩体验，保障母婴安全。

业务范围包括：①开展助产领域的学术和技术交流；②开展分娩知识的健康教育宣传，普及助产科学知识；③开展助产学科继续教育，特别是为基层医疗保健机构提供助产学科知识和适宜技术的培训，搭建技术交流平台，提高医务工作者的助产专业水平；④推广助产技术成果，促进科技成果的转化与应用；⑤兴办符合福建省优生优育与妇幼保健协会宗旨的社会公益性事业。首届助产专业委员会于 2017 年6 月 9 日至 11 日在福州举办了"福建省助产士提高班"（图 9-12），共有来自全省九地市妇幼保健院（所）、综合医院、民营医院等 127 所医院产科及产房助产士、高校

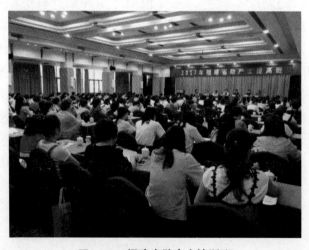

图 9-12   福建省助产士培训班

助产教师及福建省优生优育与妇幼保健协会助产专业委员会等 200 多名代表参加。会议邀请了省内外医疗、护理和高校等专家为学员们授课，内容涵盖助产专业建设与发展、产科护理质量敏感指标管理、新旧产程思考、子宫破裂和软产道裂伤、瘢痕子宫合并妊娠、妇产科护理热点与科研思路、自由体位分娩等。旨在提高产科护理技术水平和产科护理服务质量，保障母婴安全。

第十章　云南省助产士职业现状与发展

云南位于我国西南边陲，与缅甸、越南、老挝接壤，国境线长达4061公里。云南地处高原山区，个别县市的山地比重超过了98%，平均海拔高达2200米，人口4714万，且每年增长7.5%，其中少数民族占全省总人口的1/3，15个少数民族为云南所独有。

一、母婴保健与助产服务

助产这个古老的职业，在云南有着鲜明的民族特色和时代印记，如传统的"跪式""站式""蹲式"分娩体位，被1950年推广新法接生"躺式"分娩体位取代。如今，随着分娩回归自然，"自由体位"又逐渐得以恢复。云南助产事业的发展和演变，与全国的助产发展史相比又呈现出立体特色，现代与古老并存，直到2009年，大理白族自治州双廊乡的最后一位"接生婆"才淡出了人们的视线。

在新中国成立之初，为了确保助产士这个行业的发展，尤其是要把技术熟练的接生员留在偏远地区，为本土人民服务，云南省政府扩大了对助产士的培训。从此，年轻的妇女们由政府选送到正规医院学习了妇产科的知识后，回到家乡开展助产工作。

同时，云南省卫计委（原卫生厅）为促进云南人民母婴健康，加强对母婴保健人员的培养和管理，多年来相继出台了母婴保健与助产服务的法律法规（图10-1），特别是1997年颁发的《云南省母婴保健技术服务考核发证管理办法（试行）》（云卫妇幼［1997］468号），从政府层面明确指出：主管护师（助产士）是母婴保健人员资质认证中考官人员之一，助产士入职需参加考试后获得资质。与此同时，云南省政府一直秉承关爱妇幼工作者的传统，于2012年在"5.12"国际护士节，云南省政府对在助产领域辛勤工作的两名助产士进行了表彰（图10-2）。我国于2015年全面两孩政策实施后，累积生育需求集中释放，出生人口数量增加，危重孕产妇与新生儿管理、救治任务进一步加重。为保障母婴安全，2016年昆明市卫生和计划生育办公室为落实《国家卫生计生委关于切实做好高龄孕产妇管理服务和临床救治的意见》

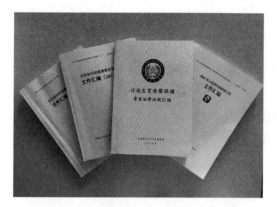

图 10-1　母婴保健与助产服务法律法规

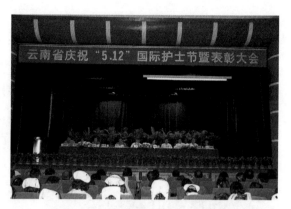

图 10-2　云南省政府表彰优秀助产士

（国卫妇幼发〔2016〕15 号）、《关于加强儿童医疗卫生服务改革与发展的意见》，结合昆明市实际情况，昆明市卫生计生委制定了《昆明市加强产儿科建设和发展工作方案》，该方案从昆明市产科、儿科医疗保健服务长远发展的要求出发，解决当前存在的产科、儿科人才短缺问题，采取培养和引进相结合的方式，建立产科、儿科医疗保健服务激励机制，建立产科、儿科医生补助制度，稳定和优化产科、儿科医师队伍，全面提高产科、儿科专业医疗保健服务水平等。该方案在昆明市落实后，极大地稳定了从事母婴保健人员从业信心、鼓舞了工作激情；在贯彻、落实"母亲安全，儿童优先"原则中，昆明市政府在降低孕产妇及新生儿的死亡率的工作与十年前相比取得了令人瞩目的进步。但是，目前孕产妇及新生儿的死亡率的控制工作与建设"健康中国之城"的要求相比还存在差距。昆明市政府在母婴保健工作中，坚持以政府为主导。为此，市政府办公厅于 2017 年 10 月 30 日颁发《关于印发昆明市降低孕产妇、新生儿死亡率实施方案的通知》，该方案的实施将进一步完善妇幼卫生服务体系建设，推动妇幼儿童健康事业的进一步发展。

二、助产士的角色功能与实践范畴

由于历史的原因，助产士的主要角色功能与实践范畴在云南省不同地区、不同级别的医院不尽相同。2011 年，有研究随机选取了云南省 8 个地级市，27 家医院妇产科及助产士为调查对象，其中三甲医院 5 家、三乙医院 5 家、二甲医院 7 家、二乙医院 6 家、一级医院 4 家，通过问卷和访谈对云南省助产士角色和实践范畴进行现状调查。结果显示：83.9% 的助产士从事顺产接生和中期引产工作，84.8% 的助产士从事产程监护，73.5% 的助产士从事产后监护和新生儿护理，17% 的助产士从事产钳助产 / 胎头负压吸引工作，0.9% 的助产士从事节育工作。研究显示，云南省助产士角色和职业范畴定位尚不明确，尤其是一级医院，由于医疗资源短缺，有些医院的助产士从事节育、器械阴道助产工作，而部分一级和二级医院的助产士则表示，若遇到困难的会阴裂伤会呼救医生缝合，她们扮演助手角色，助产专业技能较早些年的助产士相比有所萎缩，有的医院助产士仅承担产程监护或产后监护和新生儿护理工作，三级医院的助产士所从事的执业范畴涉及产前的健康教育、产时产程观察和接顺产、阴道分娩难产的配合、产后的母婴护理。

三、助产士队伍建设

昆明医科大学第一附属医院、昆明市妇幼保健院和云南省第一人民医院被云南省卫计委首批遴选为"助产士（专科护士）培训基地"，从 2014 年至今，先后从这里走出了 450 多名经过规范化培训的助产士，覆盖省内 8 个州县，20 多个民族，对保障产科质量和母婴安全有着极其重要的促进作用；2015 年在第三期助产培训班举行之时，原国家卫计委的领导到培训基地调研，对云南省"助产士（专科护士）培训基地"开展的工作充分肯定并提出希望和要求（图 10-3）。

在本区域加大培养助产士的基础上，多年来全省助产士还被选送到泰国清迈大学护理学院、新加坡国立大学以及我国北京、上海、广州和香港（香港大学玛丽医院、香港中文大学威尔斯亲王医院）等地攻读学位、进修、学习。经过全省妇幼工作者的不懈努力，2017 年"关爱妇女儿童健康"指标全省控制良好：孕产妇死亡率首次下降至全国平均水平（19/100 000），婴儿死亡率为 8.23‰，剖宫产率为 19.68%，农村住院分娩率为 99.55%，创下了云南建国以来的最佳业绩。

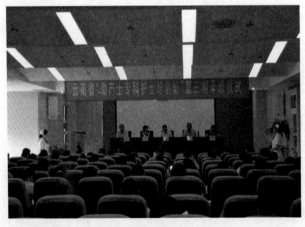

图 10-3　云南省助产士培训班

四、助产专业团队建设

助产专业的发展，需要学术团队的推动、引领，2017 年 8 月 19 日，云南省优生优育妇幼保健协会"助产士专业委员会"在昆明医科大学第一附属医院多功能报告厅宣布成立，来自全省 16 个地、州、市助产学界的 300 多名助产人员参加会议（图 10-4 ）。

云南省优生优育妇幼保健协会"助产士专业委员会"成立后，忠于职守、履行职责，先后举行了"助产士核心技能培训班"对云南省 100 多名助产士进行了进行培训；组织了由中国妇幼保健协会助产士分会发起的"表彰坚守产房 30 年助产士"的推荐、甄别工作；参与了由北京大学护理学院与联合国儿童基金会的科研课题"中国西部地区助产人力资源预测性研究"的资料收集。

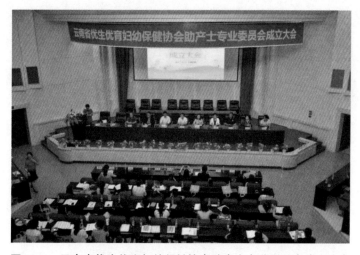

图 10-4　云南省优生优育妇幼保健协会助产士专业委员会成立大会

"助产士专业委员会"的成立对云南省助产专业的发展起到有力的推动和引领作用，使助产士们有了家的归属感。作为云南省助产士的行业组织，助产士专业委员会担负着光荣而艰巨的使命，许多工作亟待开展，如加强助产队伍建设、构建助产学科体系、开展助产士规范化培训、形成良好的助产文化、增加与国外、省外助产学界的合作与交流等。云南"助产士专业委员会"将在中国妇幼保健协会"助产士分会"及云南省卫生计生委支持下，在云南省优生优育妇幼保健协会的领导下，致力于凝聚助产人员，引领学科的健康成长和专业的良性发展，将为繁荣云南省助产专业学术及助产继续教育，提高助产士的综合素质和临床服务能力，更好地保障妇女儿童的健康做出贡献。

参考文献

[1]   福建省统计局. 福建统计年鉴-2017[EB/OL] http://www.stats-fj.gov.cn/tongjinianjian/dz2017/index-cn.html,
       2017-09-04/2017-12-06.

[2]   刘群英, 陈允萍, 蔡秋红. 福建省发展报告(2001~2010)[M]. 北京: 社会科学文献出版社, 2011.

[3]   福建省卫生和计划生育委员会. 福建省卫生厅关于印发贯彻2011-2020年福建省妇女儿童发展纲要实施
       方案的通知[EB/OL] http://www.fjhfpc.gov.cn/jggk/csxx/fyjkfwc/gzdt_1625/201208/t20120801_155726.html,
       2012-08-01/2017-12-10.

[4]   福建省卫生和计划生育委员会.福建省卫生计生委办公室关于印发孕产妇和儿童保健门诊规范化建设基
       本标准的通知[EB/OL] http://www.fjhfpc.gov.cn/xxgk/fgwj/gfxwj/201607/t20160701_695573.html, 2016-05-
       18/2017-12-10.

[5]   福建省卫生和计划生育委员会.福建省卫生计生委关于切实做好高龄孕产妇管理服务和临床救治的通
       知[EB/OL] http://www.fjhfpc.gov.cn/xxgk/zfxxgkzl/zfxxgkml/wszh/fybj/201609/t20160913_698061. html,
       2016-09-06/2017-12-10.

[6]   江秀敏, 黄欣欣.福建省助产士工作有关疾病及其影响因素的研究[J]. 中华劳动卫生职业病杂志. 2016,
       34(6): 433-435.

[7]   江秀敏, 黄欣欣, 谢宏忠. 某省产房助产士职业倦怠现状分析[J]. 中华劳动卫生职业病杂志. 2017, 35(8):
       604-607.

[8]   魏碧蓉. 莆田学院护理系的发展史(一)[J].中华护理教育, 2011, 8(6): 288.

第五篇

助产职业规划研究成果及应用

北京大学护理学院"助产与母婴健康"课题组立足于促进我国助产行业规范化发展，注重研究成果的转化，构建了中国助产士核心胜任力分级指标体系，形成了我国助产高等教育课程设置框架，对中国近现代助产政策发展历程进行了回顾，并形成政策建议，提出助产法律立法动议，发展了助产行业规范，研究成果已在助产管理、实践及教育等方面得到广泛应用，在提升助产服务和教育质量、促进自然分娩、保障母婴健康方面有着显著效果，其进一步推广对于促进我国助产行业的规范化、标准化发展具有广泛和深远的社会意义。

基于以上研究完成了一系列文献综述和研究论文（国内核心期刊论文 21 篇）（附录），并被应用于多个地区的助产教育、培训、认证等；出版专著 2 部（图 1、图 2），并获得联合国人口基金项目"项目合作奖"（图 3），第五届中华护理学会科技奖一等奖（图 4）。

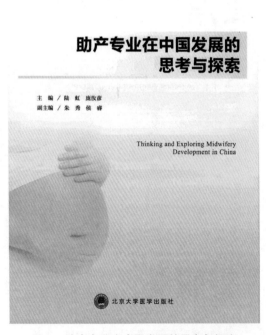

图 1　助产专业在中国发展的思考与探索

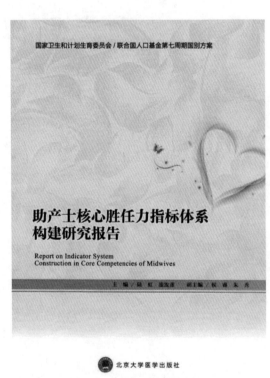

图 2　核心胜任力指标体系构建研究报告

北京大学护理学院"助产与母婴健康"课题组在 2015 年、2016 年、2017 年的"中国助产专业建设及发展国际论坛"上做主题发言介绍项目成果，全国 1000 余名助产士参会；在《世界助产状况报告 2014》中国新闻发布会及国际助产联盟年会上作为中国代表首次发言，对项目成果进行了推广；邀请国际助产联盟主席访华，与联合国人口基金、联合国儿童基金会等组织共同举办"中国助产专业发展战略国际高峰

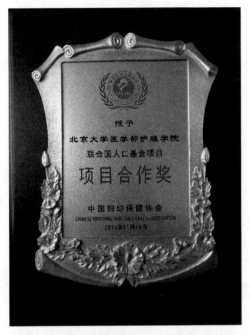

图3　联合国人口基金项目"项目合作奖"

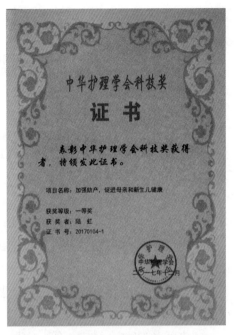

图4　第五届中华护理学会科技奖一等奖

论坛"，邀请到原国家卫计委、教育部、人力资源和社会保障部等多个相关部门和国际组织参加，传播了项目成果，促进了国内外助产行业交流（图5）。

　　将项目成果应用于妇幼领域南南卫生合作，赴加纳实地调研考察，参加第四届中非卫生合作国际研讨会，将中国助产与母婴护理服务模式引入非洲卫生体系，促进了项目成果在国际上的推广和应用。

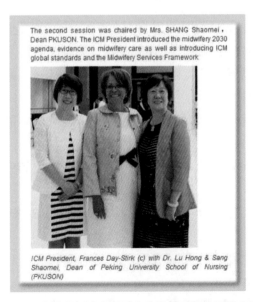

图5　国际助产联盟报道中国助产专业发展战略国际高峰论坛

附录

相关文献综述和研究论文

1.陆虹，侯睿，朱秀，等.湖南省助产士核心胜任力的调查分析 [J].护理管理杂志，2012，12(3):187-189.

2.孙瑞阳，侯睿，郝玉芳，等.护理专业助产方向本科教育培养目标和课程体系的构建研究 [J].中华护理教育，2015，12(5):348-352.

3.朱秀，陆虹，侯睿，等.我国助产学教材的发展历程 [J].中华护理教育，2015，12(4):263-266.

4.侯睿，岳洁雅，路简羽，等.我国助产立法需求调查 [J].中国护理管理，2017，17(1):13-16.

5.朱秀，陆虹，侯睿，等.中国近现代助产专业政策发展历程回顾 [J].中国护理管理，2015(1):122-125.

6.侯睿，路简羽，岳洁雅，等.国内外助产法律发展历程及我国助产立法策略分析 [J].中华现代护理杂志，2017，23(1):6-10.

7.孙瑞阳，侯睿，朱秀，等.助产专业大专护生层次培养目标及课程设置研究 [J].中华现代护理杂志，2013，19(4):373-377.

8.陆虹，侯睿.我国助产人力资源的发展与建设 [J].中国卫生人才，2015(10):22-24.

9.陆虹.助产专业在我国发展的思考与探索——从探索性研究到实践性改革 [J].中国护理管理，2017，17(1):10-12.

10.殷雅贞，侯睿，朱秀，等.助产士核心胜任力指标体系的质性研究 [J].中华现代护理杂志，2015(26):3101-3104.

11.张悦，陆虹，王爱华，等.山东省助产从业人员核心胜任力调查分析 [J].中国护理管理，2014，14(6):617-619.

12.王德慧，陆虹，孙红.助产士核心胜任力量表信度和效度研究 [J].中国护理管理，2011，11(12):42-45.

13.侯睿，陆虹.北京市助产士核心技能水平的调查 [J].护理学杂志，2010，25(20):29-31.

14.王德慧，曹善霞，陆虹.北京市助产士核心胜任力架构的质性研究 [J].中国实用护理杂志，2011，27(34):1-3.

15.路简羽，朱秀，陆虹.助产专业大专毕业生核心胜任力及影响因素研究 [J].护理学杂志, 2017, 32(2):59-62.

16. 姚家思, 朱秀, 陆虹. 助产人力资源需求预测的研究进展 [J]. 中国妇幼保健, 2016, 31(24):5540-5543.

17. 姚家思, 朱秀, 陆虹. 分娩率加权法中产妇分类系统评分表的修订 [J]. 中华护理杂志, 2016, 51(10):1193-1197.

18. 姚家思, 朱秀, 陆虹. 基于"分娩率加权法"预测助产士需求量 [J]. 护理管理杂志, 2016, 16(2):132-134.

19. 张贤, 陆虹. 北京市助产士核心胜任力现状及影响因素的调查研究 [J]. 中国妇幼保健, 2013(9): 1462-1465.

20. 郭桂芳, 孙宏玉, 朱秀. 我国助产教育的现状与发展 [J]. 中华护理教育, 2010(7): 291-293.

21. 倪胜莲, 郑修霞, 朱秀. 产房护士对助产专业培训需求的调查 [J]. 护理管理杂志, 2008(2): 12-14.

湖南省助产士核心胜任力的调查分析

护理专业助产方向本科教育培养目标和课程体系的构建研究

我国助产学教材的发展历程

院校教育

助产专业大专护生层次培养目标及课程设置研究

COVER 策划封面文献

我国助产人力资源的发展与建设

特别策划·助产专业发展
Special Planning

助产专业在我国发展的思考与探索
——从探索性研究到实践性改革

特别策划·助产专业发展
Special Planning

我国助产立法需求调查

综述
Review

中国近现代助产专业政策发展历程回顾

·专题策划：助产专业建设与发展·

国内外助产法律发展历程及我国助产立法策略分析

助产士核心胜任力指标体系的质性研究

人力资源
Human Resource

山东省助产从业人员核心胜任力调查分析

中国护理管理

Research Paper 论著

助产士核心胜任力量表信度和效度研究

护理学杂志 2010 年 10 月第 25 卷第 20 期(外科版)　　　　　· 29 ·

·妇产科护理·

北京市助产士核心技能水平的调查

侯睿 陆红

【摘要】目的　了解北京市助产士的核心技能水平。方法　应用助产实践核心技能评估表对北京市 321 名助产士进行调查。结果　助产士的核心技能得分为 297.79±64.09 且学历越高能力越高……

中国实用护理杂志 2011 年 12 月 8 日第 27 卷第 34 期　Chin J Prac Nurs, December 8 2011, Vol.27, No.34

·论　

北京市助产士核心胜任力架构的质性研究

王艳慧　曹春霞　陆红

【摘要】目的　根据助产士核心胜任力的架构。方法　采用国际助产联盟助产士胜任力架构作为模板，通过半结构访谈，收集了 14 名北京助产实践者和管理者的意见，并用内容框架法进行分析。结果　北京助产士的核心胜任力架构由 5 个维度构成。结论　北京助产士的核心胜任力的架构和国际助产联盟制定的架构相似，但在孕前保健和社区保健胜任力上存在差异。

Journal of Nursing Science　Jan. 2017　Vol.32　No.2　　· 60 ·

·护理教育·

助产专业大专毕业生核心胜任力及影响因素研究

路潜羽，朱秀，陆红

摘要：目的　探讨助产专业大专毕业生的核心胜任力状况，分析影响因素，为提高助产教育质量提供依据。方法　采用自己编制……

中国妇幼保健 2013 年第 28 卷　　· 1462 ·

北京市助产士核心胜任力现状及影响因素的调查研究

张旻　陆红　郑州大学护理学院　450082

中国图书分类号　R47　文献标识码　C　文章编号　1001-4411(2013)09-1462-04(doi:10.7620/zgfyb).j.issn.1001-4411.2013.28.30

【摘要】目的：了解北京市助产士的核心胜任力现状，并分析影响因素。方法：某周助产士核心胜任力量表对北京市 24 家三级医院的 285 名助产士进行调查……

【关键词】助产士　核心胜任力　助产教育　助产管理

中华护理杂志 2010 年 7 月第 7 卷第 7 期　Chin J Nan Educ, July 2010, Vol 7, No.7　· 291 ·

·助产学教育与实践论坛专题·

我国助产教育的现状与发展

郭桂芳　孙宏玉　朱秀

【摘要】助产工作是最新科系卫生保健发展的重要内容，一直受到各级卫生行政部门的重视。我国的助产教育始于 20 世纪 20 年代……

护理管理杂志 2008 年 2 月第 8 卷第 2 期　Journal of Nursing Administration　Feb 2008, Vol.8 No.2　· 12 ·

产房护士对助产专业培训需求的调查

倪晓霞, 郑修霞, 朱秀
(1.北京大学第三医院 产房, 北京　100083; 2.北京大学 护理学院, 北京　100063)

摘要：目的　通过对产房护士接受助产专业培训的情况及培训需求进行调查，以便有针对性地制定并实施助产专业培训计划。方法　采用自行设计的助产专业培训情况及培训需求调查表，对 4 所医院的 84 名产房护士进行专项调查。结果　被调查者中 29 名毕业于助产专业 93.10%毕业于护理专业；82.72%的调查者要求建立助产工作作接受了助产专业培训……

中国妇幼保健 2016 年 12 月第 31 卷第 24 期　Maternal and Child Health Care of China, December 2016, Vol.31, No.24　· 5040 ·

助产人力资源需求预测的研究进展

姚家志，朱秀，陆红　北京大学护理学院，北京　100091

关键词：助产人力资源；需求；预测
中图图书分类号 R197.7　文献标识码 A　文章编号 1001-4411(2016)09-5040-03 doi:j.issn.1001-4411.2016.24.112

助产人力资源作为保障母婴健康的重要因素，是卫生人力资源的重要组成部分，其合理配置直接关系到婴幼儿……

中华护理杂志 2016 年 10 月第 51 卷第 10 期　　临床护理研究——妇产科护理

分娩率加权法中产妇分类系统评分表的修订

姚家忠　朱秀　陆红

【摘要】目的　对分娩率加权法中的产妇分类系统评分表进行修订，为助产人力资源配置提供依据。方法　根据"分娩率加权法"中的产妇分类系统"评分表……

2016 年 2 月第 16 卷第 2 期　护 理 管 理 杂 志　Journal of Nursing Administration　Feb, 2016　Vol.16 No.2　· 132 ·

·人力资源管理·

基于"分娩率加权法"预测助产士需求量

姚家忠　朱秀　陆红

【摘要】目的　应用"分娩率加权法"预测助产士需求量，为助产人力资源配置提供参考……